FONDEMENTS et PRATIQUES de l'ÉDUCATION à la petite enfance

PRESSES DE L'UNIVERSITÉ DU QUÉBEC
Le Delta I, 2875, boulevard Laurier, bureau 450
Québec (Québec) G1V 2M2
Téléphone : (418) 657-4399 • Télécopieur : (418) 657-2096
Courriel : puq@puq.ca • Internet : www.puq.ca

Diffusion / Distribution :

CANADA et autres pays

PROLOGUE INC.
1650, boulevard Lionel-Bertrand
Boisbriand (Québec) J7H 1N7
Téléphone : (450) 434-0306 / 1 800 363-2864

FRANCE

AFPU-DIFFUSION
SODIS

BELGIQUE

PATRIMOINE SPRL
168, rue du Noyer
1030 Bruxelles
Belgique

SUISSE

SERVIDIS SA
5, rue des Chaudronniers
CH-1211 Genève 3
Suisse

FONDEMENTS et PRATIQUES de l'ÉDUCATION à la petite enfance

Micheline Lalonde-Graton

Préface de Camil Bouchard

2008

Presses de l'Université du Québec
Le Delta I, 2875, boul. Laurier, bur. 450
Québec (Québec) Canada G1V 2M2

Catalogage avant publication de Bibliothèque et Archives Canada

Lalonde-Graton, Micheline

Fondements et pratiques de l'éducation à la petite enfance.

(Éducation à la petite enfance)
Comprend des réf. bibliogr.

ISBN 2-7605-1264-9

1. Éducation de la première enfance. 2. Éducation de la première enfance – Programme d'études. I. Titre. II. Collection : Éducation à la petite enfance (Presses de l'Université du Québec).

LB1139.23.L34 2003 372.21 C2003-941357-8

Nous reconnaissons l'aide financière du gouvernement du Canada par l'entremise du Programme d'aide au développement de l'industrie de l'édition (PADIE) pour nos activités d'édition.

Mise en pages : Caractéra production graphique inc.

Couverture : Richard Hodgson

1 2 3 4 5 6 7 8 9 PUQ 2008 9 8 7 6 **5** 4 3 2 1

Dépôt légal – 4e trimestre 2003
Bibliothèque nationale du Québec / Bibliothèque nationale du Canada
Imprimé au Canada

Préface

En 1948, B.F. Skinner, alors au début d'une carrière universitaire qui aura profondément marqué la psychologie contemporaine, faisait paraître une œuvre de fiction sous la forme d'un roman utopique: Walden Two. *Ce roman met en présence un ingénieur social du nom de Frazier et sa commune retranchée en campagne. Dans cette commune, on ne connaît pas la punition; la participation de chacune et de chacun à l'amélioration de la qualité de vie de la communauté est chose usuelle, la contribution créative de chaque personne, enfant et adulte, assure le développement de la collectivité.*

Si vous êtes résident de la commune de Walden Two, vous ne devez pas non plus attendre de récompense explicite pour votre travail ou vos contributions, sinon celle, constante, de l'approbation et de la reconnaissance des résidentes et des résidents qui apprécient votre travail, vos talents, vos compétences. Les enfants font partie intégrante de la vie quotidienne. Ils ne fréquentent pas l'école, mais ils accompagnent plutôt des adultes qui, dans leurs activités quotidiennes, transmettent des connaissances en respectant les besoins et les forces de chaque enfant. Leurs besoins de développement physique, cognitif et social commandent les actions des adultes; la communauté tant du point de vue de son organisation physique que sociale offre aux enfants des occasions multiples de grandir dans le respect et, dans un univers qui les met constamment au défi, de solutionner un problème avec l'aide d'adultes bienveillants.

C'est en lisant le manuscrit de Micheline Lalonde-Graton que cette lecture mythique m'est revenue à l'esprit. J'avais découvert ce roman alors que, étudiant au doctorat en psychologie, je prenais contact sans le savoir, sous le mode de la fiction et sous la plume d'un béhavioriste radical, avec une approche du développement communautaire et du développement humain qui allait inspirer toute une génération de chercheurs, de planificateurs, de gestionnaires, d'intervenants sociaux et d'éducateurs : l'écologie du développement humain. Urie Bronfenbrenner publiera, en 1979, son fameux traité The Ecology of Human Development, *donnant à cette approche une charpente conceptuelle nécessaire au développement à la fois de théories, d'hypothèses, de modèles et d'interventions.*

Il est assez réconfortant de constater qu'un humaniste de la trempe de Bronfenbrenner a su organiser *conceptuellement, 31 ans plus tard, la créativité débridée (ouverte) d'un béhavioriste de la trempe de Skinner ! Le monde à l'envers, pourrait-on dire. Réconfortant, mais pas surprenant : l'approche philosophique de Skinner aura toujours privilégié un humanisme fondé sur le respect des forces et des talents. On pensera ici à cette belle notion du* façonnement de la réponse *où l'enseignant doit porter attention à l'expression approximative et imparfaite d'un comportement, à partir de laquelle, au moyen d'encouragements et d'approbations, il amène l'apprenant à un niveau plus achevé de compétence. Un bon pédagogue ne peut ignorer une telle stratégie, comme une société ne peut se passer d'un tel respect si elle veut enrichir son capital humain.*

Pourquoi la lecture du manuscrit de Micheline Lalonde-Graton vient-elle me rappeler Skinner et Bronfonbrenner à la fois ? Tout simplement parce que ce que nous inspire cet ouvrage c'est que les théories et pratiques en éducation ne sont pas étanches. Elles s'influencent les unes les autres, même celles qui, à première vue, pourraient paraître contradictoires.

Je me suis littéralement régalé des Fondements et pratiques de l'éducation à la petite enfance. *Micheline Lalonde-Graton y fait un travail remarquable de mise en perspective de différentes approches, théories et programmes d'interventions éducatives destinées aux tout-petits. On y trouve une rigueur exemplaire, une volonté d'enseigner, de mettre au jour à la fois pour le bénéfice des professeurs universitaires et de leurs étudiants, et pour celui des éducateurs et des éducatrices de la petite enfance l'ensemble des approches, programmes et curriculum disponibles aptes à contribuer à l'amélioration des environnements et des pratiques éducatives.*

L'effort de recensement, d'analyse et de synthèse consenti par Micheline Lalonde-Graton permettra à une génération complète d'apprenants d'y voir plus clair dans la diversité des options proposées en éducation à la petite enfance.

L'auteure rend compte des différents modèles disponibles et en fait une classification qui met en évidence ce qui différencie, au moins théoriquement, les modèles fermés, ouverts et intermédiaires. Elle guide habilement la lectrice et le lecteur en fournissant les informations théoriques et pratiques indispensables à une gestion intelligente du quotidien dans lequel évoluent les éducatrices et les éducateurs. Elle aboutit à la conclusion que chacune de ces approches, chacun de ces modèles peut aider les intervenantes et les éducateurs à mieux répondre aux besoins spécifiques du milieu dans lequel est implanté le service de garde. Elle constate qu'aucune de ces approches n'a le monopole du succès et elle fait l'énumération des ingrédients essentiels à la réussite en éducation à la petite enfance.

L'auteure invite instamment les éducatrices des Centres de la petite enfance à se montrer cohérentes dans l'appariement qu'elles font entre leurs connaissances théoriques et les environnements, approches, programmes et curriculum qu'elles offrent aux enfants et à leurs parents. Et cette invitation n'est pas vaine : l'auteure s'acharne à constamment mettre en rapport ces trois axes des connaissances : théories, environnements et pratiques. Elle évite l'incantation à la cohérence pour consacrer ses efforts à une œuvre plus utile : la production d'un outil de soutien à la cohérence. À ce titre, son ouvrage est déjà un succès. Ce souci de soutenir les personnes qui entourent les enfants dans les milieux de garde se manifeste jusqu'à la production d'une liste de questions aptes à les guider dans leur démarche de planification et de mise en œuvre des curriculum guidant leurs efforts quotidiens.

L'ouvrage de Micheline Lalonde-Graton arrive à point nommé. Alors que le réseau des Centres de la petite enfance n'est pas encore complété, on remet en question sa pertinence. Pourtant, un certain nombre d'indicateurs inciteraient plutôt à les renforcer et à les enrichir. Les CPE, tels que décrits dans cet ouvrage, ont emprunté la voie des programmes enrichis et de la participation des parents à l'éducation préscolaire de leurs enfants. Ils ont été créés selon une éthique de l'égalité des chances et ont entraîné les éducatrices et éducateurs dans la construction d'un chantier social engageant, exigeant et fascinant à la fois. L'ouvrage de Lalonde-Graton peut aussi, espérons-le, devenir un ouvrage de référence pour nos décideurs.

Au-delà de ces considérations politiques, nous retiendrons de la lecture de cet ouvrage de formation son ampleur, sa générosité, et sa clarté dans le message qu'il nous laisse : les enfants se développent à la mesure des environnements qu'on leur offre. Les éducateurs et éducatrices sont des éléments clés de ces environnements. Ils méritent les plus grands égards.

Camil Bouchard
Professeur et chercheur
à l'Université du Québec à Montréal

Collection
ÉDUCATION À LA PETITE ENFANCE

Le développement récent de l'éducation à la petite enfance a permis de susciter diverses réflexions et a amené à proposer plusieurs approches novatrices dans ce domaine. Les nouveaux courants de recherche donnent lieu à un dynamisme et à une créativité dans le monde de l'éducation à la petite enfance qui font en sorte que les préoccupations ne sont pas seulement orientées vers la recherche appliquée et fondamentale, mais aussi vers l'élaboration d'outils d'observation et d'évaluation pour le milieu de la petite enfance.

Les Presses de l'Université du Québec, dans leur désir de tenir compte des demandes faites par des intervenants issus du monde universitaire, des collèges et du milieu des services de garde (associations, regroupements, etc.), proposent une nouvelle collection dirigée par Pierre Toussaint, Nathalie Bigras et Francine Lauzon. Afin de rendre accessibles les résultats de recherche dans ce domaine et de favoriser la mise en commun des expertises et expériences des milieux de formation et de garde, cette collection propose des ouvrages portant sur les pratiques éducatives, l'analyse des politiques, les diverses recherches menées sur le sujet et les innovations qui en découlent.

Le premier ouvrage de cette collection, *Fondements et pratiques de l'éducation à la petite enfance,* constitue une première en langue française au Canada. L'auteure, Micheline Lalonde-Graton, pose un regard sur les fondements en éducation à la petite enfance avec une préoccupation toute particulière pour l'importance qu'elle occupe dans les étapes ultérieures de la vie des tout-petits. Cet ouvrage, qui à notre avis constitue un excellent outil de référence et de vulgarisation, aborde la problématique de la petite enfance dans une perspective réflexive et pratique. Il jette un éclairage particulier sur les fondements du programme éducatif des centres de la petite enfance du Québec.

Ce livre s'adresse aux éducatrices et éducateurs, en poste ou en formation tant au collégial qu'à l'université ainsi qu'aux responsables de centres et autres services de garde. Il est aussi destiné aux parents de jeunes enfants et à toute personne intéressée par le riche domaine de l'éducation à la petite enfance.

Pierre Toussaint, Ph. D.

Professeur
Département d'éducation et pédagogie
Université du Québec à Montréal

Table des matières

Chapitre 7

Chapitre 8

Liste des tableaux

Introduction

En 1997, par sa politique familiale, le gouvernement du Québec fait de la petite enfance une de ses priorités. Il crée les centres de la petite enfance (CPE) regroupant sous la responsabilité d'un nouveau ministère, soit celui de la Famille et de l'Enfance (MFE), les services de garde en milieu familial et ceux en garderie (milieu collectif ou installation). Ces services deviennent accessibles aux familles à un tarif réduit de 5 $ par jour, par enfant. Du même coup, la Loi sur les centres de la petite enfance et autres services de garde à l'enfance reconnaît leur mission éducative, définie dans le *Programme éducatif des centres de la petite enfance.*

En 2003, le nouveau parti au pouvoir regroupe plusieurs ministères sous l'appellation de ministère de l'Emploi, de la Solidarité sociale et de la Famille. Le ministère de la Famille et de l'Enfance est en quelque sorte noyé dans ce nouveau ministère. Toutefois, la mission éducative des CPE n'est pas remise en question.

Dans le *Programme éducatif des centres de la petite enfance,* on retrouve les principes et les objectifs sur lesquels se fonde l'éducation à la petite enfance au Québec ainsi que ses domaines d'application. Signalons que ce programme n'est pas le fruit de l'imagination fantaisiste de quelques personnes œuvrant dans le milieu; il s'appuie sur des éléments théoriques et sur des recherches, études et expériences antérieures.

La mise en application de ce programme ne va cependant pas de soi : elle nécessite une réflexion sur les moyens à privilégier pour traduire les principes et objectifs dans le quotidien. Cette réflexion doit s'appuyer sur la compréhension des éléments fondamentaux de l'éducation à la petite enfance. Pour être en mesure d'engager une réflexion, il faut avoir accès à des informations susceptibles de l'alimenter; c'est précisément ce que vise le présent ouvrage.

Les informations qu'il renferme proviennent en grande partie d'une revue de la littérature touchant divers aspects de l'éducation à la petite enfance. Comme la littérature anglophone est riche en informations concernant, entre autres, les approches et les modèles pédagogiques, il apparaissait important de traduire en français de nombreuses trouvailles (la bibliographie en témoigne) recueillies sur Internet ainsi que plusieurs documents traitant de l'éducation à la petite enfance. La traduction des articles et documents est présentée sous forme de résumés permettant de rendre l'essentiel des nombreuses lectures effectuées. Nous ne prétendons pas avoir relevé tous les modèles et toutes les approches éducatives s'adressant à la petite enfance, il en existe bien d'autres. Cette première démarche en vue d'amasser des données sur l'éducation à la petite enfance pourra se poursuivre à court, moyen et long terme, toujours dans le but d'alimenter et d'enrichir la réflexion.

Le présent ouvrage établit d'abord les fondements de l'éducation à la petite enfance, retrace ses origines à travers les diverses théories qui la fondent et résume, dans des tableaux, quelques programmes en vigueur dans différents pays. Le deuxième chapitre est consacré à l'éducation à la petite enfance au Québec, le troisième présente les éléments qui attestent de la qualité des services offerts à la petite enfance et les chapitres quatre à huit décrivent divers modèles et approches qui prévalent à l'heure actuelle. Le neuvième chapitre fait état de quelques recherches qui visent à évaluer la pertinence et les différences notées entre ces modèles et approches.

Ce livre vise à susciter une réflexion en profondeur sur nos pratiques éducatives et, s'il y a lieu, sur les changements à apporter afin que l'application des principes et des objectifs énoncés dans le *Programme éducatif des centres de la petite enfance* corresponde à la philosophie et aux besoins des milieux de garde.

CHAPITRE 1

Les fondements de l'éducation à la petite enfance

L'éducation à la petite enfance à travers le temps

L'enfance, premier stade de la vie, tire son importance du fait qu'elle représente la phase initiale de la structuration de la personnalité. En effet, les chercheurs s'accordent pour attribuer à l'enfance un rôle privilégié en tant que déterminant des étapes ultérieures de la vie. « L'enfance est considérée comme une période critique du développement humain parce qu'elle constitue une période de changements intenses; c'est à ce titre qu'on lui accorde un rôle de fondation par rapport aux étapes ultérieures du cycle de la vie[1]. »

---

1. Richard Cloutier et André Renaud (1990). *Psychologie de l'enfant,* Boucherville, Gaëtan Morin Éditeur, p. 7.

L'éducation à la petite enfance comporte de lourdes responsabilités puisqu'elle est déterminante pour l'avenir ; il est donc essentiel de s'entendre sur ce qu'elle implique. Le terme **éducation** signifie : développement harmonieux et dynamique chez l'être humain de l'ensemble de ses potentialités (affectives, morales, intellectuelles, physiques, spirituelles, etc.) ; développement du sens de l'autonomie, de la responsabilité, de la décision, des valeurs humaines et du bonheur chez la personne ; transformation dynamique et continue de la personne[2].

> L'éducation fait partie de l'existence humaine, c'est le processus de toute une vie qui revêt une signification particulière dans les premières années de la vie. Ce processus ne se limite pas à un apprentissage technique ou intellectuel[3].

Olivier Reboul, philosophe de l'éducation, exprimait ainsi sa perception de l'éducation :

> L'éducation est une action consciente qui permet à un être humain de développer ses aptitudes physiques et intellectuelles ainsi que ses sentiments sociaux, esthétiques et moraux, dans le but d'accomplir, autant que possible, sa tâche d'homme : c'est aussi le résultat de cette action[4].
>
> On éduque l'enfant pour lui-même, pour lui permettre de s'épanouir, pour qu'il soit capable de communiquer et de s'exprimer avec tout être humain[5].
>
> L'éducation n'a rien à voir avec le « dressage » qui amène à former des automates, incapables de comprendre ce qu'ils font et pourquoi ils le font et incapables de s'adapter à des situations nouvelles[6].

L'éducation est étroitement liée à la **socialisation** en ce sens qu'elle concerne l'évolution de la personne en tant qu'être humain vivant en société ; elle repose donc sur les mêmes principes. L'éducation se réalise d'abord dans la famille et, ensuite, dans les divers milieux que le jeune enfant sera amené à fréquenter. Ces milieux doivent reconnaître que leur apport à l'éducation est complémentaire à celui de la famille, les parents étant les premiers responsables de l'éducation de leur enfant.

---

2. Rénald Legendre (1993). *Dictionnaire actuel de l'éducation,* Montréal, Guérin ; Paris, Eska, p. 435.
3. Micheline Lalonde-Graton (1996). *Une enfance à préserver. Les dangers de la scolarisation précoce,* Saint-Lambert, Concertaction interrégionale des garderies du Québec.
4. Olivier Reboul (1981). *La philosophie de l'éducation,* Paris, Presses universitaires de France, p. 12.
5. *Ibid.,* p. 47.
6. *Ibid.,* p. 21.

Par socialisation, il faut entendre l'apprentissage de la vie en société et la capacité à s'y intégrer harmonieusement. « Socialiser, c'est répondre à l'être humain. Celui-ci est bien une personne unique, mais il ne peut se passer des autres[7]. » Apprendre à vivre avec les autres, à s'adapter à son environnement, à communiquer et à interagir selon les exigences sociales est le processus de toute une vie. Toutefois, il revêt une dimension particulière chez le jeune enfant puisque celui-ci a tout à apprendre. Ainsi, l'apprentissage et l'intégration des normes, des règles et des valeurs de sa culture représentent pour lui un défi qui exige du temps.

La mission première des services éducatifs destinés aux jeunes enfants est donc essentiellement de répondre aux besoins qui découlent des divers aspects de leur développement. Cette mission comprend trois volets : un volet lié à son bien-être physique et affectif, un volet éducatif et un volet social de prévention, de dépistage et d'intervention éducative. Pour atteindre ces objectifs, l'éducation à la petite enfance se fonde sur des valeurs, des expériences et des représentations concernant le développement de l'enfant.

> La représentation que nous avons de l'enfant trouve ses racines dans l'expérience vécue comme enfant ou auprès des enfants [...] Notre représentation de l'enfant en général demeure dépendante des informations que nous fournissent les enfants de notre entourage, telles quelles sont interprétées à la lumière de nos valeurs et de nos préjugés. Cette représentation de l'enfant en général correspond à notre théorie personnelle sur l'enfant. C'est cette théorie qui nous permet d'organiser nos connaissances sur l'enfant et qui est notre compréhension de l'enfant [...] Ce n'est donc pas étonnant qu'il existe plusieurs conceptions différentes de l'enfant et de l'enfance, que celles-ci ont beaucoup évolué au cours des siècles et qu'elles évolueront encore dans le futur[8].

À travers le temps, de nombreux chercheurs se sont penchés sur les principes de l'éducation à la petite enfance et ils ont élaboré des théories sur lesquelles elle repose. Une théorie est un ensemble structuré de concepts (notions, idées) et de connaissances dont l'objet est, d'une part, de contribuer au développement de l'éducation et, d'autre part, d'aider à expliquer, à prédire et à intervenir dans des situations éducatives.

---

7. Yannik Bonnet (2002). *Les neuf fondamentaux de l'éducation,* Paris, Presses de la Renaissance, p. 1.
8. Richard Cloutier et André Renaud (1990). *Psychologie de l'enfant, op. cit.,* p. 6 et 7.

Le présent chapitre montre comment les principaux penseurs (philosophes, pédagogues, psychologues, etc.) ont perçu l'éducation à la petite enfance et comment leurs théories ont influencé les programmes éducatifs dans différents pays.

Selon l'époque, les valeurs, les rôles, les besoins et l'intérêt porté à la petite enfance sont très variables. Dans l'Antiquité, la puissance paternelle avait force de loi. L'homme avait le droit absolu de juger et de punir, le droit de vie ou de mort sur les femmes et les enfants qui avaient un statut de mineurs par rapport à lui. Au Moyen Âge, la puissance paternelle s'amenuise, ainsi le père ne possède plus le droit de vie et de mort. Toutefois, on accorde peu d'importance au jeune enfant ; on le considère comme un être privé de raison, de discours et de jugement. Rappelons-nous, entre autres, l'époque où les nouveau-nés de la bourgeoisie étaient pris en charge par des nourrices. Les conditions de vie, de santé et d'hygiène étant défaillantes, la mort d'un enfant était alors très fréquente et causait sans doute moins d'émois qu'aujourd'hui.

Dans le cadre de la société traditionnelle, la petite enfance ne fait pas vraiment l'objet de préoccupations au sein du monde de l'éducation. La responsabilité des soins et de l'éducation revient d'emblée à la mère. Or, depuis la fin des années 1960, les nombreux changements sociaux et familiaux créent la nécessité de partager collectivement cette responsabilité. Des services de garde à l'enfance sont mis sur pied et, petit à petit, le monde de l'éducation s'intéresse à cette période du développement humain, entre autres, pour s'assurer que les jeunes enfants reçoivent une éducation de qualité dans le cadre de la vie en groupe.

À travers les siècles, l'éducation à la petite enfance s'est modifiée en fonction de l'évolution de la société. Elle est devenue une préoccupation majeure à l'aube du XXIe siècle et les nombreuses théories avancées ont eu une grande influence sur l'élaboration de multiples programmes éducatifs qui prévalent aujourd'hui.

1. THÉORIES ET THÉORICIENS[9]

Au XVe siècle, Martin **Luther** (1483-1546), initiateur de la réforme du protestantisme, avance l'idée de rendre l'éducation accessible à tous les enfants et pas seulement aux fils de familles aisées comme c'était le cas à l'époque. Selon lui, cela pourra favoriser l'apprentissage de la lecture de la Bible. Vient ensuite John Amos **Comenius** (1592-1670), évêque de la Moravie, qui prône l'universalité de l'éducation à la petite enfance. Sa philosophie de l'éducation repose sur l'idée que le jeune enfant apprend par expérience grâce à du matériel tangible qui plaît à ses sens. Le philosophe John **Locke** (1632-1704) envisage les choses de la même manière et croit que les expériences vécues par le jeune enfant sont déterminantes pour son avenir. Il soutient que l'éducation doit comporter une grande part de plaisir et n'a rien à voir avec le « dressage » et les apprentissages structurés. Malgré cette amorce de prise de conscience de l'importance de l'éducation à la petite enfance, ces idées ne se concrétisent pas vraiment.

Au XVIIIe siècle, Jean-Jacques **Rousseau** (1712-1778) s'intéresse particulièrement aux jeunes enfants. Sa philosophie se fonde sur l'idée que les êtres humains naissent libres et sont initialement bons, mais subissent des inhibitions dues aux règles et conventions sociales qui les empêchent de se développer selon leur nature. S'ils sont laissés libres, ils développent pleinement leur potentiel éducatif et moral.

Selon Rousseau, l'éducation à la petite enfance doit permettre un développement équilibré entre la liberté et le plaisir. Ce processus de développement reflète les instincts naturels des enfants à comprendre le monde, l'environnement. Rousseau croit que les enfants ont une façon particulière de penser et de percevoir qui reflète les étapes naturelles de développement vers la compréhension adulte. L'éducation doit donc être centrée sur l'enfant, ses besoins et ses expériences

9. Les données qui suivent proviennent des auteurs suivants: Willie Baulu-Mac et Réal Samson (1990). *Apprendre... c'est un beau jeu. L'éducation des jeunes enfants dans un centre préscolaire,* Montréal, Les Éditions de la Chenelière; Eva Essa et Rosemary Young (1994). *Introduction to Early Childhood Education,* Scarborough, Ont., Nelson Canada; Ann Gordon et Kathryn Williams Browne (1993). *Beginnings and Beyond. Foundations in Early Childhood Education,* 3e édition, New York, Delmar Publishers; Jaipaul Roopnarine et James E. Johnson (1987). *Approaches to Early Childhood Education,* Columbus, Merrill Publishing Company; Bernard Spodek, Olivia N. Saracho et Michael D. Davis (1991). *Foundations of Early Childhood Education,* 2e édition, Englewood Cliffs, NJ, Prentice Hall; Bernard Spodek et Olivia N. Saracho (1991). *Issues in Early Childhood Education,* New York, Teachers College, Columbia University.

à chaque stade de son développement. Il soutient en outre que les enfants vivent leurs expériences grâce au jeu et que l'on doit donc leur fournir un environnement qui leur permet d'explorer, de comprendre le monde qui les entoure, de saisir les conséquences de leurs actions sur eux-mêmes et sur les autres. La philosophie de Rousseau influencera de nombreux pédagogues et servira de fondement à l'éducation à la petite enfance.

Le pédagogue suisse Johann **Pestalozzi** (1796-1827), s'appuyant sur la philosophie de Rousseau, affirme que l'éducation, comme elle est étroitement liée aux expériences concrètes et aux observations, permet à tous les enfants de développer leur potentiel intellectuel et moral. Il souligne l'importance de reconnaître les différences individuelles et la pertinence des apprentissages autogérés plutôt que dirigés. Il fut l'un des premiers à organiser et à dispenser l'éducation aux jeunes enfants en Europe.

En Angleterre, Robert **Owen** (1771-1858) suit les traces de Pestalozzi. Il croit que les enfants réalisent des apprentissages grâce à leur curiosité naturelle plutôt que par des enseignements théoriques. Il ouvre une école (*Infant School*) dans laquelle il établit un programme axé sur le jeu et sur des activités autogérées.

En Allemagne, Friedrich **Fröbel** (1782-1852) fonde le premier « jardin d'enfants » (*Kindergarten*). À l'instar de Comenius (1592-1670), sa philosophie est axée sur l'idée que l'enfant apprend par les sens (vue, ouïe, odorat, toucher, goût). Il croit que le jeu constitue un aspect essentiel des expériences d'apprentissage et du développement, mais doit être directif et avoir des objectifs précis. Il souligne l'importance de disposer de salles de grandes dimensions aménagées avec du matériel et des jeux accessibles aux enfants, avec des aires de jeux à l'extérieur. Selon lui, le rôle de l'éducateur est de veiller au développement des enfants dans un environnement qui insiste sur l'unicité de chaque enfant. Il croit que les enfants possèdent des capacités d'apprentissage innées qui se développeront dans un environnement sain qui pose des défis intellectuels.

En 1907, Ovide **Decroly** (1871-1932), docteur en médecine d'origine belge et spécialiste de l'éducation des enfants ayant une déficience, crée un jardin d'enfants « L'Ermitage » qui, pour lui, représente *L'école pour la vie, par la vie*. Sa philosophie est axée sur le développement global, l'autogestion, la socialisation, l'observation, l'association et l'expression de soi. Elle privilégie les jeux dits « éducatifs » qui favorisent le développement intellectuel et la socialisation. De plus, il met l'accent sur l'importance de créer un milieu de vie dans un environnement qui tient compte des réalités propres aux enfants. Dans le cadre de cette « école-milieu de vie », les espaces sont divisés en « coins » : coin-surprise (objets de récupération et des trouvailles) ; coin-jouets (poupées, blocs, quilles, etc.) ; coin-magasin (boîtes, sacs, denrées alimentaires) ; coin-atelier (chevalets, peinture, accessoires de bricolage, établis de menuiserie, outils, etc.) ; coin-jardin (plantes, fleurs, semences, bassin d'eau et bac à sable) ; coin-activités intellectuelles (livres, images d'observation de l'environnement, etc.) ; coin-jeu éducatif (objets de classement, formes et grandeurs). Decroly est le premier à systématiser une méthode qui privilégie les « centres d'intérêt » (coins).

En Italie, Maria **Montessori** (1870-1952) s'intéresse d'abord aux enfants ayant une déficience intellectuelle et élabore des méthodes qui favorisent l'apprentissage des habiletés de base (lecture et écriture). Ces méthodes, ensuite appliquées aux enfants dits « normaux » et en milieu défavorisé, sont basées sur la croyance que les enfants calquent leurs comportements sur des modèles qui correspondent à leur réalité. S'ils reçoivent des stimulations adéquates, ils explorent leur environnement. Elle crée des classes où sont proposés du matériel et des expériences qui stimulent le développement intellectuel, affectif et moteur, et croit qu'en utilisant le matériel dans un environnement structuré, les enfants apprennent par les sens. Elle insiste sur la discipline. Ainsi, pour elle, dans une classe idéale du préscolaire, chaque enfant travaille individuellement, dans le calme, sur une variété de tâches. Les actions sociales ont, pour elle, moins d'importance. Le matériel est limité, structuré et utilisé seulement en fonction des objectifs spécifiques qui reposent sur une séquence de développement.

Aux États-Unis, John **Dewey** (1859-1952) considère que les interactions sociales permettent d'apprendre les idéaux démocratiques socialement acceptables, entre autres, la coopération entre les pairs. Il élabore un programme centré sur l'enfant, ses besoins et ses intérêts et sur sa capacité d'analyser ses propres expériences. Il insiste pour remplacer les visions autoritaires de l'éducation qui mettent l'accent sur la conformité aux attentes des éducateurs. Son objectif premier est d'encourager l'enfant à s'intéresser au monde qui l'entoure et à favoriser le développement des habiletés sociales et intellectuelles. Le rôle de l'éducateur consiste à créer des situations propices à l'expérimentation au sein d'un groupe en interaction.

Jean **Piaget** (1896-1980) est certes celui qui a le plus influencé l'éducation à la petite enfance. Sa théorie du développement cognitif présente un portrait complexe du développement de l'intelligence et des habiletés de penser qui en émergent. Piaget n'a cependant pas suggéré de méthode d'application de sa théorie, des pédagogues se sont chargés d'en tirer des modèles. La théorie de Piaget est basée sur des stades universels de développement (sensorimoteur – préopérationnel – opération concrète – opération formelle) et sur les phases successives du développement cognitif (adaptation – déséquilibre – équilibre – assimilation – accommodation – organisation).

Lev **Vygotsky** (1896-1934), théoricien de l'apprentissage par le groupe, fonde sa théorie sur les apports de la culture, de l'interaction sociale et de la dimension historique du développement intellectuel. Contrairement à Piaget qui met l'accent sur les lois universelles du développement et sur la construction des connaissances, sa théorie renvoie à la notion d'échafaudage des apprentissages grâce aux relations et au soutien d'autres personnes. Pour lui, l'être humain se caractérise par sa sociabilité, et ce dès sa naissance. Ainsi, l'interaction sociale joue un rôle essentiel dans le développement. De même, le rôle de la culture ne peut être négligé dans le développement individuel. L'enfant ne peut être considéré en dehors de son environnement socioculturel. Selon Vygotsky, l'éducation de l'enfant n'est pas étrangère à son développement et elle y est au contraire étroitement liée. Toutefois, elle ne se limite pas à l'acquisition d'un ensemble d'informations. L'éducation vise à assurer le développement de l'enfant en lui fournissant des outils, d'où l'importance accordée aux contenus des programmes éducatifs. Dans un tel contexte, l'adulte devient un partenaire et un organisateur de l'apprentissage.

La théorie du psychologue américain John B. **Watson** (1878-1958), père du béhaviorisme, se fonde sur le « conditionnement classique » applicable aux animaux et aux jeunes enfants. Suivant cette théorie, le développement de l'enfant est déterminé par l'environnement et il est possible d'induire des comportements pour qu'ils correspondent à des attentes et à des objectifs précis.

La théorie de Burrhus Frederic **Skinner** (1904-1990), père du « conditionnement opérant », met l'accent sur la modification des comportements grâce au renforcement positif (récompense) ou négatif (retrait) et à la punition positive (ajout d'un élément déplaisant) ou négative (retrait d'un élément plaisant).

Arnold **Gessel** (1880-1961) utilise le terme « maturation » pour décrire le développement de l'enfant. Selon lui, cette maturation se réalise de façon prédéterminée, selon des normes précises. À son avis, seul le développement social est fonction des influences de l'environnement, c'est donc seulement sur cet aspect du développement que les adultes doivent intervenir.

Sigmund **Freud** (1856-1959) relève quatre stades prédéterminés de développement psychologique (oral, anal, phallique et génital). Chaque stade est vécu dans le cadre de la résolution d'un conflit (méfiance/confiance, doute/autonomie, etc.). Il met l'accent sur le passage d'une étape à l'autre dans l'enfance puisque chacune d'elles est cruciale au développement de la personnalité. Il attache une grande importance aux premières années de la vie puisqu'elles déterminent l'adaptation future. Selon lui, tout comportement est motivé par le plaisir et par le désir de profiter au maximum de tout ce qui est plaisant. Par exemple, le jeu permet à l'enfant d'exprimer ses pulsions, ses émotions et ses désirs qui, dans la réalité, seraient inacceptables; il se libère ainsi de ses frustrations.

Erik **Erikson** (1902-1994) modifie et raffine la théorie de Freud sur les stades de développement. Sa théorie est axée sur le développement psychosocial qu'il perçoit comme le résultat de conflits bénéfiques qui suscitent une évolution personnelle. Il définit huit stades allant de l'enfance à l'âge adulte (confiance/méfiance; autonomie/honte et doute; initiative/culpabilité; compétence/infériorité; intimité-solidarité/isolement; générativité/centration sur soi; intégrité/désespoir). Selon lui, les quatre premiers stades sont particulièrement importants.

Aux États-Unis, dans les années 1970, Diane Trister **Dodge**, spécialiste en éducation de l'enfant, réalise une recherche sur la façon dont le personnel éducateur organise l'environnement et planifie les activités. Elle constate que, trop souvent, l'organisation et la planification vont à l'encontre des objectifs visés par le programme éducatif retenu. Par exemple, bien que ces objectifs soient de permettre aux enfants de choisir leurs activités, d'accroître leur autonomie et de travailler en coopération, la façon de fonctionner ne permet pas leur atteinte en ce sens que le personnel éducateur favorise les activités dirigées ainsi que des façons de faire qui bloquent la créativité. En 1979, elle propose un curriculum qui met l'accent sur la créativité en spécifiant qu'il peut s'appliquer à tous les programmes et à toutes les théories du développement. Ce curriculum, qui met l'accent sur les compétences sociales, comprend 10 types d'activités pouvant se retrouver dans des aires de jeu: blocs, maison, jeux de table, arts, sable et eau, lecture, musique et mouvement, cuisine, informatique et activités extérieures. Les principes à la base de ce curriculum centré sur l'enfant sont les suivants: promouvoir le développement global et l'intégration de toutes ses dimensions, procurer aux enfants une variété d'expériences et d'activités qui tiennent compte des intérêts de chacun, permettre l'expression de soi et privilégier le développement langagier, fondement de la pensée logique et de la résolution de conflits.

1.1. Théorie de l'intelligence multiple

La théorie relativement nouvelle de l'intelligence multiple[10] peut aider à comprendre comment une théorie se développe, ce sur quoi elle repose et la manière dont son auteur la traduit dans la réalité.

En 1981, Howard **Gardner** de l'Université Harvard réévaluait les théories de Piaget. Il en conclut qu'elles étaient trop étroites et qu'elles n'expliquaient pas le fonctionnement de l'intelligence de façon adéquate. À son avis, il n'existe pas qu'une forme d'intelligence, mais bien sept, chacune fonctionnant de façon autonome.

Sa théorie se fonde sur l'idée que l'intelligence individuelle peut être perçue comme une tarte coupée en sept morceaux, chacun ayant ses propres capacités à résoudre des problèmes. Gardner croit que, bien que ces sept facettes de l'intelligence ne soient pas dépendantes les unes des autres, elles ne sont pas isolées. Chaque individu « normal » possède chacune de ces facettes à des degrés variables. Les sept intelligences relevées sont définies ci-dessous :

Visuelle et spatiale	Capacité de visualiser un objet et de le reproduire dans une image mentale.
Verbale et linguistique	Habileté à utiliser les mots et le langage dans l'écoute, la parole, la lecture et l'écriture.
Musicale	Habileté à reconnaître différentes tonalités, rythme, et mesure. Sensibilité à l'environnement sonore, à la voix humaine et aux instruments musicaux.
Logicomathématique	Capacité de raisonner de façon inductive et déductive (nombres, relations). Habileté à reconnaître des modèles, travailler avec des formes géométriques et à faire des liens entre différentes informations.
Corporelle	Habileté reliée au mouvement physique et à la connaissance du corps et de ses fonctions. Habileté à utiliser son corps pour exprimer ses émotions, jouer, interpréter et invoquer le langage corporel.
Interpersonnelle	Habileté à communiquer et à avoir de l'empathie pour les sentiments et les croyances des autres.
Intrapersonnelle	Habileté relative à la connaissance de soi.

10. Daniel B. Stockstill (2000). *Resources in Teaching. Introduction to Multiple Intelligence Theory*, Toronto, Multiple Intelligence Homepage, Université de Toronto.

Les principes à la base de cette théorie sont les suivants :

- L'intelligence n'est pas isolée, elle est multiple.
- Chaque individu possède un mélange dynamique d'intelligences.
- Le développement des intelligences varie tant chez les individus qu'entre les individus.
- Toutes les intelligences sont dynamiques.
- Chaque facette de l'intelligence peut être reconnue et décrite.
- Chaque individu a le devoir de profiter d'occasions permettant de reconnaître et de développer la multiplicité des intelligences.
- Une intelligence est utilisée pour accroître une autre intelligence.
- L'histoire et le bagage personnels influencent grandement les connaissances, croyances et habiletés liées à chaque intelligence.
- Toutes les intelligences procurent des ressources alternatives et des capacités à acquérir des compétences sociales.
- Toutes les théories du développement s'appliquent à la théorie de l'intelligence multiple.

Bien que chaque individu possède sept intelligences, chacune d'elles n'est pas valorisée et développée de façon égale. Par ailleurs, selon le contexte, chacune d'elles peut être développée et renforcée. Chaque individu apprend à sa façon et à son rythme. Ainsi, pour assurer le maximum de développement des sept intelligences, un programme qui s'adresse, par exemple, à la petite enfance doit insister sur les aspects suivants :

- Valoriser et être attentif aux différences individuelles.
- Évaluer les apprentissages de façon authentique (sans préjugés).
- Élaborer un curriculum intégré axé sur les défis et la compréhension.
- Mettre l'accent sur la réflexion et la résolution de problèmes.
- Accroître la confiance en soi dans l'habileté à développer les sept facettes de l'intelligence.
- Comprendre les différents styles d'apprentissage et ne pas insister sur les difficultés.

- Se centrer sur les habiletés et les connaissances pour atteindre les objectifs du curriculum.
- Intégrer le développement personnel et social au curriculum.

Il est impossible de relever ici toutes les nouvelles théories. Rappelons toutefois que la majorité d'entre elles se fondent sur des théories élaborées antérieurement et y intègrent quelques nouvelles connaissances sur le développement de l'enfant. En outre, ces nombreuses théories se traduisent de diverses façons dans la réalité. Dans le tableau 1 nous présentons les fondements de quelques-unes de ces théories.

1.2. Théories et non-vérités

Les théories résultent de recherches réalisées par un ou plusieurs individus qui, à la suite d'expérimentations et d'observations, tentent d'expliquer un phénomène et d'en donner une image qui correspond à la réalité. Une théorie est relative et provisoire, car des faits nouveaux sont susceptibles de venir la modifier. Elle constitue donc une explication scientifique à un moment donné de l'évolution du savoir dans un domaine particulier.

Dans le domaine de la petite enfance, nous avons vu qu'il existe de nombreuses théories relatives au développement de l'enfant, à sa façon d'apprendre, aux moyens favorisant son développement, etc. Toutefois, il importe de comprendre qu'aucune théorie ne peut prétendre détenir « La vérité » puisque de nouvelles découvertes, de nouveaux contextes, de nouvelles réalités peuvent rapidement la modifier.

Bien qu'elle ne représente pas une « vérité », une théorie permet de formuler des hypothèses et fournit un cadre d'interprétation et de prédiction de la réalité, d'où sa nécessité. Quelqu'un avant nous s'est penché sur un problème et en a examiné plusieurs facettes pour en arriver à formuler des conclusions. À partir de ses démarches, nous pouvons refaire le même chemin afin de vérifier si sa théorie colle ou non à notre réalité. Ainsi, certaines théories nous semblent bien fondées alors que d'autres se révèlent plutôt éloignées de notre vécu quotidien. Il faut donc être en mesure d'évaluer les bases théoriques sur lesquelles nous avons l'intention de fonder notre pratique.

Tableau 1
Fondements de quelques théories

Psychoanalytique	*Maturationnisme*	*Béhaviorisme*	*Interactionnisme*
	Croyances fondamentales du développement humain		
L'être humain n'est pas rationnel, mais dominé par ses émotions et ses impulsions.	Le développement physique, social, affectif et intellectuel de l'être humain est déterminé génétiquement dès la naissance.	À sa naissance, l'être humain est un organisme vide. L'être humain est passif et ne répond qu'à des pressions extérieures.	L'être joue un rôle actif dans la détermination de son développement.
Le développement est un processus continuel de compromis entre ses besoins individuels et les attentes sociales.	Le développement résulte de facteurs biologiques internes dans un environnement chaleureux et soutenant.	Le développement est totalement déterminé par les expériences avec l'environnement.	Le développement se produit comme résultat des interactions (caractéristiques humaines inhérentes) et l'environnement (expérience).
	Les apprentissages sont le résultat...		
d'impulsions qui amènent l'enfant à agir sur son environnement afin d'y trouver une satisfaction.	de la maturation.	de changements quantitatifs dans l'organisme.	de changements qualitatifs dans l'organisme.
	Le rythme des enseignements est déterminé par...		
l'enfant.	l'enfant.	le personnel éducateur.	l'enfant et le personnel éducateur.
	Le rôle du personnel éducateur est celui d'être		
un guide thérapeutique.	maternant (*nurture*).	pourvoyeur de connaissances.	stimulateur et ressource.
	La signification donnée par le personnel éducateur des erreurs commises par un enfant		
Signe de conflit entre les pulsions et les attentes sociales.	Signe que l'enfant n'est pas prêt à apprendre un tel contenu et à développer des habiletés qui s'y rattachent.	Signe d'un enseignement insuffisant, inadéquat.	Signe de la pensée et de la capacité de raisonnement actuelles de l'enfant.

Tableau 1
Fondements de quelques théories *(suite)*

Psychonalytique	*Maturationnisme*	*Béhaviorisme*	*Interactionnisme*
La réponse du personnel éducateur aux erreurs commises			
Fournir à l'enfant des stratégies pour faire face à ses difficultés.	Ne pas donner d'informations nouvelles tant que l'enfant n'aura pas vieilli.	Subdiviser la tâche et permettre à l'enfant de la retravailler.	Offrir la possibilité d'aller plus loin dans son expérience ou modifier les concepts ou habiletés incomplets ou inexacts.
Les croyances actuelles sont influencées par...			
la valeur du jeu.	la valeur du jeu.	la valeur des activités dirigées par le personnel éducateur.	la valeur du jeu et la croyance que l'enfant apprend en expérimentant.
la reconnaissance de l'expression créative et la signification des sentiments de l'enfant.	la reconnaissance de l'unicité de la période de la petite enfance.	la reconnaissance de la possibilité de modifier le cours du développement de l'enfant.	la reconnaissance de la capacité de l'enfant à construire ses propres connaissances.
l'acceptation que l'enfant est un être unique.	l'accent sur la normalité.	l'accent sur la tâche dans le cadre d'un enseignement individuel.	la nature intégrée de l'apprentissage (développement global).
l'importance du climat dans le groupe.	l'importance de relier les enseignements aux habiletés actuelles.	l'importance de la technique d'enseignement visant à modeler, à fournir du renforcement positif et des punitions et à dresser.	un équilibre entre les activités initiées par l'enfant et celles initiées par le personnel éducateur.

Source : Ce tableau a été composé à partir de la traduction des données de Marjorie J. Kostelnik, Anne K. Soderman et Alice Phipps Whiren (1993). *Developmentally Appropriate Programs in Early Childhood Education*, New York, Macmillan, p. 16.

2. L'ÉDUCATION À LA PETITE ENFANCE DANS DIVERS PAYS

Dans la majorité des pays industrialisés, l'éducation à la petite enfance se réalise dans un contexte en dehors du domicile de l'enfant. Toutefois, bien que les services de garde éducatifs s'appuient sur une vision du développement naturel des enfants et une définition de leurs besoins, dans les faits, on retrouve une multitude de contextes d'apprentissage et de méthodes d'éducation qui ne respectent pas ce développement naturel.

Peu de pays offrent des services éducatifs s'adressant aux enfants de 0 à 2 ans. Lorsqu'un tel service existe, son accessibilité est limitée, car la mère est encore considérée comme la première responsable du tout-petit. En ce qui concerne les enfants de 2 à 5 ans, bon nombre de pays ont adopté un programme éducatif centré sur le développement global de l'enfant dans toutes ses dimensions. Bien que la majorité des pays reconnaissent l'importance d'une éducation centrée sur les besoins de l'enfant, cette reconnaissance ne se traduit pas toujours dans la réalité. Des facteurs tels que le manque d'argent, les ratios élevés, l'équipement et le matériel insuffisants, les programmes qui mettent l'accent sur les apprentissages scolaires en sont les principales causes. Le tableau 2 résume les programmes et objectifs ainsi que le rôle du personnel éducateur à l'enfance dans divers pays.

Il est possible de constater que dans certains pays les programmes, modèles et approches sont plus souples et semblent plus adéquats que dans d'autres. Par exemple, en Allemagne, en Australie, en Belgique, en Bulgarie, en France et en Russie, ils sont très structurés et, bien que parfois axés sur le développement global, ils mettent l'accent sur la préparation scolaire. Au Danemark, en Espagne, en Finlande, en Italie (Reggio Emilia), en Norvège et en Suède, ils sont centrés sur l'enfant, ses besoins et son rythme de développement. Les États-Unis présentent une situation particulière en ce sens que la majorité des programmes, et par conséquent des modèles et des approches qui en découlent, ont d'abord été pensés en fonction des besoins des enfants dits « à risque ». Ces programmes compensatoires ont grandement influencé l'éducation à la petite enfance.

Avant d'aborder la description de différents modèles et approches, il importe de voir en quoi consiste l'éducation à la petite enfance au Québec.

Tableau 2
L'éducation à la petite enfance dans quelques pays

Pays	*Programme et objectifs*
Allemagne	• Programmes: Fröbel – Steiner – Montessori. • Approches centrées sur le processus d'apprentissage par stimulation, en situation orientée. • Accent sur le jeu, le matériel didactique, l'apprentissage de la lecture et de l'écriture. • Objectifs: autonomie et développement des compétences. • Rôle de l'éducateur: procurer le cadre dans lequel l'enfant apprend, développer des habiletés cognitives de façon la plus autonome possible.
Australie	*Prématernelle et maternelle à partir de 3 ans.* • Programme axé sur le développement global, le jeu et la créativité. • Objectifs: acquisition de l'autonomie, développement de compétences intellectuelles, langagières et sociales. Accent sur les jeux libres. • Rôle de l'éducateur: guider et diriger les apprentissages; observer les enfants et évaluer leurs intérêts et habiletés; stimuler les apprentissages et soutenir leur intérêt.
Belgique	*Prématernelle (à partir de 2 ans) et maternelle.* • Programme: activités qui visent le développement de une ou deux dimensions précises sans tenir compte des autres (non axé sur le développement global. • Horaire fixe. Activités par thème qui changent aux deux semaines. • Fonctionnement par « centres d'intérêt ». • Objectifs: développement socioaffectif, exploration de la réalité culturelle et de l'environnement, développement cognitif et langagier, toutes formes d'expression artistique et stimulation des activités motrices. • Accent sur l'apprentissage des règles de politesse, l'habileté à écouter les autres, le contrôle de soi, la persévérance et les attitudes prosociales. • Rôle prédominant de l'éducateur: déterminer les activités et les centres d'intérêt (type d'activités, temps d'exécution, matériel requis, objectifs opérationnels visés).

Tableau 2
L'éducation à la petite enfance dans quelques pays *(suite)*

Pays	*Programme et objectifs*
Bulgarie	• Programme et activités prédéterminés : comprennent à la fois des apprentissages de base et des apprentissages complexes en vue de la préparation à l'école. • Accent sur le développement intellectuel et social et la résolution de problèmes. • Objectifs : intégration à une société socialiste et patriotisme. • Apprentissages par les jeux dramatiques, les jeux de construction et les didactiques. • Rôle de l'éducateur : mettre en œuvre le programme, réaliser les activités, évaluer les apprentissages.
Chine	• Programme : vise le développement physique, intellectuel, culturel et politique. Favorise le jeu en se familiarisant avec les principes qui régissent la collectivité. • Objectifs : développement physique (primordial), intellectuel, moral et esthétique, amour de la patrie, de la famille, du travail collectif, respect de la propriété, altruisme, modestie, respect des adultes, politesse, confiance en soi. • Rôle de l'éducateur : organiser l'environnement sous forme de classe, « enseigner » par le jeu et les arts.
Danemark	*Garderie pour les 0-3 ans et maternelles et jardins d'enfants pour les 3-7 ans.* • Programme : vise à favoriser l'épanouissement de l'enfant en offrant des soins et une éducation appropriés à chaque enfant selon ses besoins et son âge. • Objectifs : développement global. • Rôle de l'éducateur : stimuler l'enfant par des périodes de jeux intérieurs et extérieurs.
Espagne	• Programme : développement global, le jeu, les activités de développement du langage, l'expression rythmique, l'observation de la nature. • Objectifs : développer la connaissance de son corps, les relations sociales et la communication, l'observation et l'exploration de l'environnement, l'autonomie dans les routines. • Prise de conscience de la vie en communauté, des principes religieux et des attitudes morales. • Rôle de l'éducateur : soutenir et guider l'enfant, organiser l'environnement et planifier des activités en fonction des objectifs.

Tableau 2
L'éducation à la petite enfance dans quelques pays *(suite)*

Pays	*Programme et objectifs*
États-Unis	Dans les années 1960, l'accent était mis sur les programmes compensatoires s'adressant aux enfants de milieux défavorisés. Pour les autres enfants, selon les États, peu de services de garde – qualité souvent déficiente (chaînes de garderies à but lucratif et garde en milieu familial non régi) –, manque de places et absence de normes. Depuis les années 1980, la National Association for the Education of the Young Children (NAYEC) a développé des programmes qui mettent l'accent sur le développement approprié. Les théories de John Dewey ont également engendré l'élaboration de plusieurs modèles et approches. Enfin, l'approche Reggio Emilia, originaire d'Italie, fait l'objet d'un grand intérêt. Pour les enfants de 3 et 4 ans qui ne participent à aucun autre programme, des programmes préscolaires, intégrés aux écoles et axés sur les apprentissages scolaires et la performance scolaire, ont été mis sur pied dans les années 1990.
Finlande	• Programme : besoins des enfants, en tenant compte de la culture, du développement physique et socioaffectif, et soutien au développement esthétique, intellectuel, éthique et religieux. • Objectifs : offrir des relations sécuritaires et chaleureuses, des activités qui assurent le développement global et un environnement favorable à la croissance. • Rôle de l'éducateur : mettre en œuvre les objectifs, soutenir l'apprentissage de la responsabilité, de la paix et du respect de l'environnement.
France	*Pour les 0-2 ans : crèches collectives et crèches familiales.* • Programme : orienté sur les besoins des enfants. • Objectifs : développer des habiletés intellectuelles et sociales. *Pour les enfants de 2 à 5 ans : maternelle (non obligatoire).* • Programme défini par le ministère de l'Éducation. • Accent sur le développement cognitif (performance intellectuelle), social, physique et comportemental. • Objectifs : autonomie, contrôle du comportement, expérimentation de nouvelles tâches. Expression par la lecture et l'écriture, les arts, les sciences et les activités techniques. • Rôle de l'éducateur : aider l'enfant à développer des habiletés et attitudes requises pour affronter les exigences et défis de la vie quotidienne. Encourager l'enfant à poser des questions, à tenter de trouver des réponses, à développer un esprit critique afin de comprendre le monde, de partager et défendre ses droits.

Tableau 2
L'éducation à la petite enfance dans quelques pays *(suite)*

Pays	*Programme et objectifs*
Grande-Bretagne	Deux types de programme : 1) centré sur l'enfant, sur le contenu et le contexte des apprentissages et sur le jeu. • Objectifs : développement global, respect du rythme d'apprentissage, autonomie, autodiscipline, continuité avec la famille. Les enfants participent aux décisions et à l'élaboration des activités. • Rôle de l'éducateur : fournir du matériel et des expériences en vue de stimuler la curiosité. Planifier des activités assurant le développement global dans toutes ses dimensions et permettant d'explorer, de développer l'imagination et la créativité. 2) axé sur le travail, les apprentissages scolaires. • Rôle de l'éducateur : enseigner. (Le programme High/Scope a été introduit auprès des enfants « à risque ». Jugé trop structuré et trop rigide, il a été modifié et il n'est utilisé que dans le cadre d'aide aux familles en milieu défavorisé.)
Italie	*Crèches collectives (*nido*) et familiales pour les 0-2 ans.* • Programme : dans certaines régions, l'approche Reggio Emilia se fonde sur les théories de John Dewey et Lev Vygotsky. • Objectifs : accent mis sur les arts et sur les représentations symboliques permettant l'expression de soi, les apprentissages par observation et l'exploration. • Rôle de l'éducateur : guider les enfants, les observer et modifier le programme et les activités en fonction des besoins.
Norvège	*Garderie pour les 6 mois à 7 ans.* • Autrefois, programme axé sur les théories de Fröbel, Montessori, Gessel, maintenant sur les théories d'Erikson et Piaget. • Objectifs : fournir des activités qui stimulent la socialisation, la coopération, le respect des autres et la coordination motrice. • Rôle de l'éducateur : organiser le programme de la journée pour que chaque enfant puisse développer le mieux possible son corps et son esprit dans un milieu stimulant.

Tableau 2
L'éducation à la petite enfance dans quelques pays *(suite)*

Pays	*Programme et objectifs*
Russie	• Programme : enfant se développe grâce à diverses activités, au jeu, au travail et aux apprentissages. Basé sur les théories concernant l'acquisition de connaissances et le processus d'apprentissage à travers des expériences sensorielles reliées au développement de la pensée logique. • Objectifs : développement physique (entraînement physique, gymnastique, dextérité, force, coordination) et intellectuel. Développer chez l'enfant l'amour du travail et le respect de l'environnement. • Rôle de l'éducateur : aider l'enfant à apprendre, organiser la vie des enfants en fonction des objectifs, mettre l'accent sur la réussite.
Suède	• Programme : donner à chaque enfant les outils dont il a besoin pour favoriser son développement global. • Objectifs : développer la confiance en soi, la coopération, le développement socioaffectif et intellectuel qui permet de comprendre le monde. • Rôle de l'éducateur : soutenir l'enfant, respecter son unicité et son rythme de développement.

Source : Les données de ce tableau proviennent des auteurs suivants : Gary A. Woodhill *et al.* (1992). *International Handbook of Early Childhood Education,* New York, Garland Publishing ; T. O'Dwyer (1994). *L'importance de l'éducation préscolaire dans l'Union européenne - Un état de la question,* Bruxelles, Task Force Ressources humaines, Éducation, Formation et Jeunesse (EURYDICE.UEE@euronet.be).

CHAPITRE 2

L'éducation à la petite enfance au Québec

Au Québec, l'éducation à la petite enfance repose sur un programme éducatif qui comprend des principes et objectifs communs à tous les milieux. Chaque milieu est responsable de la mise en application de ces principes et objectifs grâce à un curriculum (programme d'activités) qui lui est propre. Ce dernier se fonde sur un ou des modèles, une ou des approches privilégiées à partir de ses valeurs et de ses caractéristiques. Il importe donc de bien comprendre ce que chacun de ces termes signifie.

1. QUELQUES DÉFINITIONS[1]

Programme éducatif : Un programme éducatif comprend un choix de valeurs, de fondements et de principes qui se traduisent en des objectifs à atteindre. De ces objectifs découlent un ensemble cohérent d'activités d'apprentissage (curriculum) qui permettront vraisemblablement de les atteindre. L'observation permet de vérifier si les objectifs sont atteints, si les stratégies éducatives sont adéquates et comment on doit orienter les interventions conformément aux principes de base[2].

Curriculum (programme d'activités) : Ensemble structuré d'objectifs, d'éléments d'apprentissage ou d'activités pédagogiques qui tiennent compte de l'âge, des besoins, des intérêts et du rythme de développement, individuels et collectifs, du groupe d'enfants.

Un curriculum est un plan éducatif reflétant les valeurs et les orientations d'un milieu et devant permettre l'atteinte de buts prédéterminés de l'éducation.

Le curriculum se fonde sur la philosophie du programme éducatif, soit ses principes et objectifs. Cette philosophie guide la définition des contenus et des activités qui sont constamment évalués, réévalués et modifiés pour s'assurer qu'ils correspondent aux principes et objectifs du programme éducatif. Il comprend des expériences d'apprentissage, planifiées et organisées en fonction des objectifs du programme éducatif et en fonction des intérêts et des besoins du groupe et de chaque enfant.

Le curriculum représente l'élément dynamique de la mise en application du programme éducatif. En ce sens, il n'est pas statique, mais en constante évolution[3].

---

1. Afin de bien s'entendre sur la signification des termes les plus souvent utilisés dans la pratique éducative à la petite enfance, le lecteur trouvera dans le glossaire une liste alphabétique de ce vocabulaire.
2. Rénald Legendre (1993). *Dictionnaire actuel de l'éducation*, Montréal, Guérin ; Paris, Eska, p. 1033.
3. *Ibid.*, p. 288.

Modèle : Un modèle est relié à une théorie qu'il contribue à développer, à enrichir, à vérifier ou à modifier. En ce sens, il sert de lien entre la théorie et la pratique. Il propose une façon d'aborder la réalité, alors que la théorie structure les connaissances acquises sur cette réalité.

Un modèle présente, entre autres, un agencement particulier de l'ensemble des activités pédagogiques et des interventions s'appuyant sur une représentation du développement de l'enfant et de ses apprentissages.

Il comprend des buts, des moyens, des stratégies, une description de l'environnement physique et humain ainsi que la démonstration de son applicabilité. Il représente un outil utile, mais souvent imparfait[4].

Approche : Une approche peut être définie comme une orientation qui guide l'organisation de la situation pédagogique pour atteindre une ou plusieurs finalités. Elle se fonde sur une base théorique constituée d'un ensemble de principes sur lesquels repose le choix des interventions, des stratégies, des méthodes et des pratiques éducatives.

Une approche représente un regard, une vision, une façon d'aborder l'éducation. Elle est donc tributaire d'une conception de l'éducation et détermine les caractéristiques essentielles (lignes directrices) des stratégies pédagogiques[5].

La notion de programme éducatif renvoie au « document » dans lequel on retrouve la philosophie ou les principes de base et les objectifs visés (par exemple, le *Programme éducatif des centres de la petite enfance*). Lorsqu'on parle de programme d'activités, on se réfère au curriculum dans lequel on retrouve la mise en application des principes et objectifs d'un programme éducatif afin d'atteindre des finalités éducatives.

La référence à un modèle ou à une approche renvoie à une façon d'aborder l'éducation à partir d'une base théorique sur laquelle on élabore et planifie un curriculum. Un programme éducatif s'inspire de une ou plusieurs théories, soit un ensemble de concepts, de définitions et de propositions qui présente une vision globale de l'éducation à la petite enfance.

4. *Ibid.*, p. 867.
5. *Ibid.*, p. 76.

2. PROGRAMME ÉDUCATIF[6] DES CENTRES DE LA PETITE ENFANCE

Le *Programme éducatif des centres de la petite enfance*[7] décrit les orientations éducatives sur lesquelles se fonde la mission des services de garde à l'enfance. Il établit des objectifs quant à la qualité de l'intervention éducative auprès des jeunes enfants et quant au développement global de l'enfant. Il suggère également des moyens concrets d'appliquer l'orientation éducative préconisée. Ce programme spécifie d'abord que les centres de la petite enfance offrent des services destinés aux enfants et aux parents. Bien que l'enfant demeure l'élément central de ces services, une place de choix est réservée aux parents utilisateurs.

Ce n'est pas un « livre de recettes » en ce sens qu'il ne décrit pas un horaire type de la journée et ne présente pas des activités prêtes à mener dans chaque centre de la petite enfance (CPE). Son but n'est pas de fournir aux CPE un programme d'activités que tous seraient obligés de suivre et d'appliquer à la lettre. Bien au contraire, l'esprit du programme respecte les particularités de chaque milieu. Ainsi, bien que tous les CPE soient appelés à s'inspirer de ses principes et de ses objectifs, le programme éducatif offre une certaine souplesse. Il importe donc que le personnel éducateur de chaque CPE comprenne et s'approprie les objectifs et les principes à la base du programme et qu'il les traduise de façon concrète dans un programme qui tient compte des particularités et des besoins de son milieu.

2.1. Rôle d'éducation des centres de la petite enfance

Le *Programme éducatif des centres de la petite enfance* confirme le rôle d'éducation que doivent remplir les CPE. En ce qui concerne l'enfant, l'éducation se définit comme le développement harmonieux et dynamique de l'ensemble de ses potentialités (physiques, motrices, intellectuelles, affectives, sociales et morales) et le développement du sens de l'autonomie, de la responsabilité, de la décision, des valeurs humaines et du bien-être. Le terme « développement » est lié à la croissance, à l'évolution, à l'acquisition, par l'enfant, de connaissances et d'habiletés qui lui permettront de passer d'une étape à l'autre dans un processus

6. Extrait d'un encart paru dans *Le Bulletin* du Regroupement des centres de la petite enfance de la Montérégie et produit par Micheline Lalonde-Graton (1998). « Programme éducatif des centres de la petite enfance », *Le Bulletin*, vol. 19, n° 3.

7. Ministère de la Famille et de l'Enfance (1997). *Programme éducatif des centres de la petite enfance*, Québec, Gouvernement du Québec, Les Publications du Québec.

de développement (par exemple, le passage de la dépendance à l'autonomie). L'éducation se réalise grâce à un contexte, à des ressources humaines et physiques (environnement) et à des activités qui permettent à l'enfant de se développer de façon globale (c'est-à-dire dans toutes les dimensions de sa personne) et d'évoluer à son propre rythme.

2.2. Objectifs du programme

Les objectifs du programme éducatif sont axés sur la qualité de l'intervention éducative auprès des jeunes enfants et sur le développement global de l'enfant. Ils visent à guider l'intervention éducative du personnel éducateur auprès des jeunes enfants, à assurer la cohérence et la continuité des interventions éducatives, à favoriser le développement global de l'enfant dans toutes ses dimensions, à orienter le programme du CPE dans la planification et la structuration des activités.

L'intervention éducative auprès des jeunes enfants, c'est-à-dire la façon d'entrer en relation, les stratégies et les outils utilisés pour soutenir l'enfant dans son développement, **s'inspire des valeurs et des principes éducatifs propres au milieu**. L'intervention éducative est au cœur même du rôle du personnel éducateur ; elle est sans cesse renouvelée dans le quotidien, de façon réfléchie ou spontanée. La qualité de l'intervention a donc un impact direct sur la qualité des relations avec les enfants ainsi que sur la qualité de vie et des services offerts.

La qualité de vie et des services offerts à la petite enfance repose également sur la cohérence et la continuité des interventions éducatives entre le personnel éducateur, entre les CPE, entre les CPE et les autres services éducatifs et entre le CPE et les parents. Tous les enfants ont droit à une qualité de vie et de services, et ce peu importe leur appartenance sociale, leur milieu d'origine, les services éducatifs dont ils ont besoin ou le CPE qu'ils fréquentent. Il faut donc s'assurer que les interventions éducatives poursuivent les mêmes objectifs et s'appuient sur les mêmes principes pédagogiques.

En ce qui concerne le développement de l'enfant, l'objectif visé est de favoriser son développement global et harmonieux dans toutes ses dimensions (physique et motrice, intellectuelle, langagière, socio-affective et morale) et en préparant le passage aux étapes ultérieures de son développement. Cet objectif se réalise grâce à des interventions éducatives dans un contexte qui permet à l'enfant de faire des apprentissages qui correspondent à son stade de développement, à son âge et à son rythme. Le programme ne vise pas « l'acquisition d'habiletés spécifiques imposées dans un cadre normatif[8] », soit un cadre dans lequel tous les enfants d'un même groupe d'âge seraient amenés à maîtriser une habileté donnée à un moment précis dans l'année, selon des critères de réussite fixés d'avance (par exemple, en décembre, tous les enfants doivent être capables de découper avec des ciseaux en suivant une ligne). Au contraire, il favorise une démarche individuelle d'apprentissage permettant à l'enfant de s'épanouir, de progresser, d'interagir de manière constructive avec son environnement, et ce à son rythme, dans un contexte physique et humain chaleureux et stimulant.

Dans l'élaboration de son programme éducatif, la planification et la structuration de ses activités, chaque CPE tiendra compte des besoins des enfants en lien avec les composantes de chacune des dimensions.

2.3. Principes de base

Le programme repose sur cinq grands principes qui doivent guider les interventions du personnel éducateur auprès des enfants et des parents ainsi que la structuration des lieux et des activités.

1. *Chaque enfant est un être unique.*
   Le premier principe se traduit dans le respect du rythme de développement de chaque enfant et dans l'acceptation de son unicité. De toute évidence, les jeunes enfants qui fréquentent un service de garde présentent des caractéristiques communes. Toutefois, ils ont des besoins et des intérêts différents et apprennent selon un rythme qui leur est propre.

   Bien que la majorité des enfants évoluent de façon dite « normale », certains d'entre eux ont des besoins spéciaux. À cet égard, les centres de la petite enfance jouent un rôle préventif. Ainsi, peu importe leur particularité, leur différence et leur origine, tous les jeunes enfants sont traités de façon égale. Dans un tel contexte, l'acceptation de la différence va de soi. L'accent est mis sur le développement de l'estime de soi, des capacités et de l'autonomie. Toutes les mesures sont prises pour prévenir les difficultés et pour assurer la santé mentale et physique des jeunes enfants, entre autres par la planification d'objectifs individuels à partir de l'évaluation des intérêts et des besoins, en collaboration avec les parents.

8. *Ibid.*, p. 15.

2. *Le développement de l'enfant est un processus global et intégré.* Le deuxième principe implique une bonne connaissance du développement global de l'enfant dans toutes ses dimensions, sachant que ces dimensions sont interreliées, c'est-à-dire qu'elles ne sont pas compartimentées, mais se développent toutes à la fois.

3. *L'enfant est le premier agent de son développement.* Le troisième principe repose sur la reconnaissance que l'enfant est un être autonome et créateur qui apprend en explorant, en découvrant, en manipulant, en expérimentant et en observant. Il est le maître d'œuvre de son développement. L'adulte accompagne et guide l'enfant dans le développement de son autonomie et de sa créativité.

4. *L'enfant apprend par le jeu.* Le quatrième principe, et non le moindre, renvoie à l'apprentissage par le jeu. Ce principe est étroitement lié aux autres. Le jeu permet à l'enfant de clarifier et d'intégrer ses expériences en les traduisant sur un mode symbolique, ce qui l'aide à développer une meilleure compréhension du monde qui l'entoure. Le jeu représente, pour l'enfant, une façon de s'approprier le monde extérieur et de le manipuler de manière à ce qu'il réponde à son schème d'organisation au moment présent.

   Grâce au jeu, le jeune enfant, en plus de développer ses capacités motrice, fine et globale, apprend à vivre en société, à communiquer, à entrer en relation avec les autres, à coopérer, à partager, à exprimer ses sentiments, ses besoins et ses désirs. Il apprend à intégrer les normes et les règles de sa culture et aussi à prendre des risques, à résoudre des problèmes, à innover et à être créateur.

   Grâce au jeu, le jeune enfant acquiert de nouvelles informations, découvre des relations de cause à effet et, ainsi, développe un début de compréhension des sciences et des mathématiques. Le jeu permet également l'apprentissage direct et il est essentiel au développement du langage. En jouant, le jeune enfant verbalise ce qu'il fait, touche, écoute, regarde. Il explore et questionne et, ainsi, augmente ses connaissances, ses habiletés langagières et son vocabulaire.

   Pour que le jeune enfant développe l'estime de soi, il importe de lui permettre régulièrement de jouer spontanément, de prendre des décisions et d'effectuer des choix personnels. Le jeune enfant qui choisit librement ses activités sous forme de jeu développe son autonomie et sa confiance en lui. À l'inverse, celui à qui l'on impose des activités sera susceptible de devenir plus passif et moins créateur.

5. *La collaboration entre le personnel éducateur et les parents contribue au développement harmonieux de l'enfant.*
   Enfin, le cinquième principe concerne la collaboration entre le personnel éducateur et les parents contribuant au développement harmonieux de l'enfant. Pour répondre adéquatement aux besoins des enfants, il est essentiel que les services éducatifs reconnaissent l'importance de la famille et qu'ils mettent en place des moyens pour bien communiquer avec elle. Ces communications doivent se fonder sur l'idée que les parents sont les premiers responsables de l'éducation de leurs enfants et qu'ils ont la compétence pour assumer ce rôle.

2.4. Domaines d'application

Le programme propose trois domaines de mise en application des principes énoncés.

1. *La structuration des lieux*
   La structuration des lieux renvoie à l'espace, l'environnement, le matériel et l'équipement. L'ensemble des lieux doit être pensé en fonction des principes et objectifs qui guident le programme éducatif (valeurs, cohérence, continuité éducative, développement global, apprentissages par le jeu, unicité, etc.).

2. *La structuration des activités*
   Afin d'assurer une stabilité et de développer un sentiment de sécurité chez l'enfant, les activités sont structurées à partir d'un horaire régulier. Les enfants sont invités à participer à l'aménagement de leur environnement et à choisir leurs activités en fonction de leurs intérêts et de leurs capacités. Les routines sont intégrées au programme d'activités et respectent le rythme biologique des enfants, individuellement et collectivement.

   Dans la structuration des activités, la créativité de l'enfant est encouragée, tant au plan de l'expression verbale et artistique qu'au plan de la résolution de problème et de l'invention. À cet égard, la créativité est favorisée dans des activités centrées sur l'enfant, qui visent toutes les dimensions du développement global. De telles activités ne sont pas axées sur les performances à atteindre, le résultat ou le produit fini. Les apprentissages qui y sont reliés ne sont pas prédéterminés. Au contraire, ces activités permettent entre autres : de répondre aux besoins, aux intérêts et aux préoccupations de l'enfant ; de créer ; d'observer ; de jouer ; d'exprimer ; d'expérimenter ; de faire des choix ; d'être actif ; de manipuler ; de résoudre des problèmes.

3. *L'intervention du personnel éducateur auprès des enfants et des parents*
Auprès des enfants, idéalement, le personnel éducateur adopte un mode d'intervention démocratique, par opposition à un mode d'intervention autoritaire ou directif. Le personnel éducateur représente, pour l'enfant, un soutien et un guide qui laisse place à l'expression des besoins à la prise de décision et à la créativité, et qui respecte ses limites. Ses interventions sont axées sur le jeu qu'il utilise, par exemple, pour donner des consignes. Dans tous les cas, il valorise l'enfant qui joue et se fait complice de ses jeux sans toutefois être directif.

L'un des rôles du personnel éducateur consiste à prévenir et à dépister certaines difficultés susceptibles de se présenter en cours de développement. Il peut alors intervenir en soutenant l'enfant, en modifiant un comportement ou en ayant recours à des ressources extérieures. Pour assumer ce rôle, le personnel éducateur doit prévoir des périodes d'observation en situation naturelle ou spontanée. Il observera l'enfant sous l'angle de son développement global, tout en respectant son unicité. Pour ce faire, il doit bien connaître l'enfant.

Comme nous l'avons vu, les parents sont les premiers responsables des soins et de l'éducation de leurs enfants, et le personnel éducateur partage avec eux ces responsabilités. Les échanges avec les parents sont donc essentiels pour assurer la continuité entre les milieux de vie de l'enfant.

Avec les parents, le personnel éducateur a une attitude chaleureuse et respectueuse et reconnaît que le parent est le premier responsable de l'éducation de son enfant. Si l'enfant présente une difficulté, il consulte le parent, lui demande conseil et écoute ses suggestions. Il informe le parent du vécu de l'enfant au CPE. Il établit avec le parent une complicité qui se répercute positivement sur le développement de l'enfant.

Le tableau 3 résume les principaux éléments du *Programme éducatif des centres de la petite enfance.*

Tableau 3
Programme éducatif des centres de la petite enfance

Objectifs	
Quant à la qualité de l'intervention éducative auprès des jeunes enfants.	Guider les interventions du personnel éducateur. Assurer la continuité et la cohérence.
Quant au développement de l'enfant.	Favoriser le développement global dans toutes ses dimensions.
Principes	
Enfant est un être unique	Respect des différences (socioéconomiques, culturelles, physiques, intellectuelles) et du rythme de développement de chaque enfant.
se développe globalement	Intégration de toutes les dimensions dans la planification et la structuration des activités (toutes ces dimensions sont interreliées et se développent toutes à la fois).
est autonome et créateur	L'enfant est le premier agent de son développement (apprend en explorant, en découvrant, en manipulant, en expérimentant et en observant).
apprend par le jeu	Façon de s'approprier le monde extérieur et de le manipuler – verbaliser, explorer, communiquer, établir des relations, exprimer ses sentiments, résoudre des problèmes, etc.
se développe harmonieusement s'il y a collaboration entre le personnel éducateur et les parents.	Complémentarité des soins et de l'éducation. Intérêt commun égale bien-être de l'enfant.
Domaines d'application	
Structuration des lieux	Espace, environnement, matériel et équipement pensés en fonction de la sécurité et du développement global.
Structuration des activités	Activités éducatives qui procurent enrichissement des connaissances, habiletés et attitudes.
Intervention du personnel: auprès des enfants	Mode d'intervention démocratique. Soutient et guide, mais laisse place à l'expression des besoins, à la prise de décision et à la créativité. Respecte les limites de l'enfant. Accent sur la prévention et le dépistage des difficultés ainsi que sur les interventions soutenantes.
Intervention du personnel: auprès des parents	Accueil chaleureux, respect, échanges, rétroactions positives.

Rappelons que la mise en application du programme éducatif varie en fonction du milieu et doit tenir compte des aspects suivants :

- les valeurs privilégiées et les finalités ;
- le contexte physique et humain, socioéconomique, culturel et familial ;
- les caractéristiques des enfants et du groupe d'enfants ;
- la présence d'enfants ayant des besoins spéciaux ;
- les besoins et les intérêts individuels et collectifs ;
- le temps (moment de la journée, jour de la semaine, les fêtes et les saisons de l'année...) ;
- l'espace physique - l'environnement ;
- les caractéristiques de l'équipe de travail et de chaque membre (antécédents personnels, connaissances, habiletés, attitudes, forces, limites, perceptions de l'enfant, de l'éducation, de l'intervention, de l'acte pédagogique, des relations - vision du monde...).

Des démarches relatives à la mise en application sont essentielles. Dans un premier temps, le personnel éducateur est appelé à établir les valeurs individuelles et collectives ainsi que les principes éducatifs et objectifs visés pour ensuite élaborer, en équipe, la philosophie éducative du CPE. Chaque membre de l'équipe s'approprie le programme éducatif afin d'être en mesure de la traduire dans le quotidien. Enfin, l'équipe doit régulièrement réaliser un retour et une réflexion sur ses interventions pédagogiques ainsi que sur le curriculum (programme d'activités) pour voir s'il y a concordance avec la philosophie, les valeurs, les principes, les objectifs et les finalités. Ces démarches assurent la qualité des services offerts aux jeunes enfants.

CHAPITRE 3

La qualité des services Programme éducatif de qualité et compétences du personnel éducateur[1]

La qualité des services éducatifs offerts aux jeunes enfants repose sur la capacité de répondre adéquatement à leurs besoins, selon leur stade de développement, et sur la capacité d'assurer leur bien-être physique et affectif. Ces services, en plus de remplir une mission d'éducation et de socialisation, visent à prévenir et à dépister les difficultés de comportement et d'apprentissage pouvant se manifester dans les premières années de la vie et à intervenir sur une base quotidienne en vue de soutenir et de stimuler l'enfant[2].

---

1. Extrait d'un encart paru dans *Le Bulletin* du Regroupement des centres de la petite enfance de la Montérégie et produit par Micheline Lalonde-Graton (1999b). « Un programme éducatif de qualité », *Le Bulletin,* vol. 20, n° 2.
2. Micheline Lalonde-Graton (1996). *Une enfance à préserver. Les dangers de la scolarisation précoce,* Saint-Lambert, Concertaction interrégionale des garderies du Québec.

Charles Caouette[3] a tenu les propos suivants pour souligner l'importance de la qualité de vie des jeunes enfants en milieu de garde :

> C'est la qualité de vie de toute l'humanité qui s'améliore quand on porte à l'enfant un soin et un respect plus grands et quand on cherche pour lui une meilleure qualité de vie. [...]
>
> L'enfant a besoin d'un environnement, d'un cadre de vie aussi vrai, naturel, stimulant et enrichissant que possible. Mais l'enfant a surtout besoin d'interactions éducatives avec des éducateurs pétillants, en amour avec la vie, en amour avec les enfants ; des éducateurs qui, face à notre société préoccupée de performance, de compétition, de travailleurs productifs et rentables, soient les témoins de l'amour gratuit et du respect de l'enfant. Des éducateurs qui soient bien dans leur peau, qui soient bien à la garderie. [...]
>
> Il y a qualité de vie à la garderie lorsque la garderie est un milieu naturel, un milieu où des choses vraies se vivent, autant les joies et les peines que les conflits ; la garderie n'est pas une serre-chaude [*sic*]. La garderie est un milieu où on respecte chez l'enfant son droit à la vie, à **Sa** vie, son droit à la joie, à la joie de vivre. La garderie est un milieu où on aide l'enfant à être bien dans sa peau, à être bien avec les autres, à se prendre en main ; un milieu où on reconnaît à l'enfant son droit d'être différent. [...]
>
> Il faut que les services de garde, tout de suite et dans le quotidien, aident le plus possible nos enfants à développer l'autonomie, le sens des responsabilités individuelles et collectives, des rapports de coopération, des communications plus authentiques et un respect plus vrai de leurs différences.

Si les services de garde sont d'abord et avant tout un milieu de vie, leur qualité repose en grande partie sur celle des relations entre le personnel éducateur et les enfants. Certes, il y a des normes à respecter au plan quantitatif (ratio, taille du groupe, espace, hygiène, sécurité, etc.), mais il y a beaucoup plus. En effet, la qualité dépend surtout d'aspects qualitatifs non mesurables. Ainsi, il importe que des principes et des objectifs éducatifs soient clairement définis pour respecter les droits et les besoins des jeunes enfants, mais surtout pour leur offrir des services de garde de qualité. Ces principes et objectifs doivent se traduire dans le quotidien par des activités qui tiennent compte de l'âge des enfants, de leur rythme de développement, de leurs intérêts, de leurs besoins et de leurs différences.

---

3. Charles Caouette (1985). *Conférence de clôture*, Montréal, Colloque de l'Office des services de garde à l'enfance.

La reconnaissance de l'unicité de chaque enfant et de chaque groupe d'enfants signifie que l'application des principes et des objectifs éducatifs ne peut se faire dans le cadre de « recettes magiques » ou de « techniques » s'appliquant à tous les enfants, dans toutes les situations, dans tous les contextes. « L'éducation, qui est action, ne peut se contenter de "recettes techniques" de savoir-faire pratiques[4]. » Chaque milieu de vie, chaque groupe d'enfants, chaque situation, chaque enfant et chaque membre du personnel éducateur sont différents et uniques. Il est donc pratiquement impossible de prévoir de façon systématique le déroulement d'une journée. Sans favoriser un laisser-aller total, il importe que le déroulement prévu pour une journée soit flexible et respecte les besoins et les intérêts des enfants et du personnel éducateur.

De plus, chaque milieu de garde s'inscrit dans un contexte spécifique (socioéconomique, culturel, social) qui doit être respecté. L'application des principes et objectifs à la base d'un programme éducatif doit donc tenir compte de la spécificité de ce contexte. Par conséquent, il apparaît impossible de mettre en application des approches ou modèles prédéterminés qui ne respectent pas nécessairement cette spécificité. Il appartient à chaque milieu de définir ce qui lui convient le mieux, par exemple, en retenant des éléments de différents modèles ou approches et en les adaptant à ses besoins et à sa réalité.

Certes, il existe certaines balises qu'il faut respecter pour assurer la qualité. Bon nombre de chercheurs se sont penchés et se penchent encore sur les éléments qui composent la qualité des services de garde. Ils ont relevé des balises permettant d'enclencher une réflexion et un questionnement en vue de cerner la qualité d'un programme et de son contenu. Ces balises touchent principalement le rôle du personnel éducateur et le curriculum (programme d'activités).

La qualité d'un programme éducatif repose en grande partie sur les compétences de personnel éducateur. En effet, c'est à lui que revient la tâche de créer un climat et un environnement propice au sain développement de l'enfant, à son bien-être et à ses apprentissages ainsi que de planifier, de mettre en application et d'évaluer le programme quotidien. Le rôle du personnel éducateur est donc fort complexe et exige des compétences particulières, une connaissance de tous les éléments qui le composent et une volonté de l'assumer de façon professionnelle. Tous les aspects de ce rôle se manifestent au plan du « savoir « (connaissances), du « savoir-faire » (habiletés) et du « savoir-être » (attitudes).

4. Yannik Bonnet (2002). *Les neuf fondamentaux de l'éducation*, Paris, Presses de la Renaissance, p. 46.

1. LE SAVOIR

Le programme éducatif se fonde sur les connaissances théoriques du développement de l'enfant, de l'éducation à la petite enfance et des activités propres au milieu de garde. Grâce au programme éducatif, le personnel éducateur guide l'enfant à travers ces expériences en tenant compte de sa personnalité, de son unicité et des stades de son développement. Ainsi, pour assurer la qualité du programme, ce personnel doit maîtriser les connaissances générales suivantes :

- Les fondements de l'éducation en milieu de garde.
- Les valeurs éducatives et les enjeux de l'éducation en milieu de garde.
- Les caractéristiques des enfants sur tous les plans ainsi que les stades du développement global.
- Les besoins de l'enfant et du groupe d'enfants, selon l'âge.
- Les moyens pour assurer la santé et la sécurité des enfants.
- Les caractéristiques et les besoins des enfants ayant des besoins spéciaux ainsi que les moyens pour favoriser leur intégration.
- Les actions à privilégier pour créer un climat et un environnement propices au sain développement, au bien-être et aux apprentissages.
- Les stratégies d'observation, de prévention et d'intervention.
- Les approches pédagogiques à privilégier en milieu de garde.
- La planification, l'organisation, la mise en application et l'évaluation d'un programme de services de garde éducatifs.
- Le jeu comme moyen privilégié d'apprentissage.
- L'animation des activités éducatives.
- Les façons d'utiliser le matériel éducatif à des fins créatives et variées.

Il doit, en plus, connaître les caractéristiques, les besoins et les intérêts de son groupe d'enfants et de chaque enfant qui le compose ; les caractéristiques socioculturelles des familles, les valeurs et attentes des parents, les règles de base de la communication ainsi que les facteurs qui assurent la cohérence entre les milieux de vie de l'enfant. Bref, il doit maîtriser les connaissances reliées à tous les aspects professionnels de son rôle d'éducation en milieu de garde.

2. LE SAVOIR-FAIRE

Le savoir-faire renvoie aux habiletés intellectuelles et techniques ainsi qu'aux expériences pratiques qui se traduisent dans l'action. Ainsi, dans le cadre de son travail, le personnel éducateur doit être capable de :

- Réfléchir sur ses valeurs et ses pratiques éducatives et sur son rôle professionnel.
- Identifier et connaître les besoins de l'enfant et du groupe d'enfants.
- Créer et maintenir un environnement sain, sécuritaire, créatif et innovateur favorisant le développement de la personnalité de l'enfant, son bien-être et ses apprentissages.
- Développer chez l'enfant le respect de soi et des autres, l'autonomie, l'estime de soi et ses compétences.
- Observer, prévenir et intervenir dans toutes les situations.
- Prendre en considération les différences socioculturelles des enfants et de leur famille.
- Intégrer et soutenir les enfants ayant des besoins spéciaux.
- Prendre des décisions et résoudre des problèmes.
- Planifier, organiser, mettre en application et évaluer un programme d'activités éducatives en tenant compte de l'âge, des besoins et des intérêts des enfants ainsi que des valeurs du milieu et du contexte.
- Soutenir et guider l'enfant dans ses apprentissages.
- Observer les progrès de chaque enfant et lui fournir des moyens pour qu'il soit en mesure de prendre en charge ses apprentissages.
- Communiquer de façon efficace avec les enfants, les parents et les collègues de travail.
- Établir et maintenir un partenariat avec la famille.
- Travailler en équipe et coopérer.
- Faire des ententes éducatives et assurer la cohérence entre la famille et le service de garde ainsi qu'au sein du service de garde.
- S'interroger et s'adapter aux réalités changeantes de sa profession et être capable de se renouveler.

3. LE SAVOIR-ÊTRE

Par savoir-être, on entend les attitudes ou façons d'agir, par exemple, la capacité de rendre l'enfant autonome, tant dans le développement de sa personne, de ses aptitudes, de ses capacités et de son affectivité qu'au plan de ses contacts avec autrui et de son intégration à la société à laquelle il appartient. Les attitudes représentent une manière de penser, de ressentir et de réagir à l'égard des individus et des groupes et, plus largement, à l'égard de tout élément de l'environnement.

3.1. L'importance de l'interaction

À l'égard du savoir-être, la notion d'interaction (adulte-enfant, enfant-pairs et enfant-environnement) est au cœur même du programme éducatif. C'est grâce aux interactions, tant au plan de l'environnement humain que de l'environnement physique, que l'enfant apprend et évolue. Ces interactions lui permettent de vivre de multiples expériences qui viennent se greffer à ses connaissances, les enrichissent et l'amènent à acquérir des habiletés nouvelles, et ce dans toutes les sphères de son développement.

De toute évidence, les interactions humaines sont à la base de l'éducation à la petite enfance ; elles déterminent le bien-être de l'enfant et s'observent dans les soins ainsi que dans les activités prévues au quotidien. Cette notion est facile à comprendre si l'on considère que, en tant qu'adultes, les relations humaines positives sont la source de notre bien-être. Il revient donc à l'éducatrice d'établir avec chaque enfant des relations chaleureuses, aimantes, respectueuses et empathiques. En ce qui concerne le milieu de garde, le savoir-être implique entre autres :

- Le respect des besoins individuels et collectifs de l'enfant et du groupe d'enfants.
- Le respect de l'unicité, du rythme de développement et de l'intérêt de l'enfant.
- L'ouverture et le respect à l'égard des différences sociales, physiques, ethniques, intellectuelles et personnelles.
- L'écoute, l'attention, l'empathie, la disponibilité et la présence engagée à l'égard des enfants et des relations avec autrui.
- La créativité et l'innovation dans le choix des activités éducatives.
- La flexibilité et l'ouverture à des stratégies alternatives.

- L'ouverture face aux changements et la volonté de toujours améliorer ses relations en vue d'assurer le bien-être de l'enfant.

Étant donné que tous les éléments qui composent un programme sont interreliés, le savoir-être implique également la transmission des valeurs, d'où son importance. Ces valeurs représentent un code de vie inhérent à la pratique quotidienne. En effet, le personnel éducateur transmet quotidiennement aux enfants ses propres valeurs. Il doit être conscient de leur impact dans le processus de socialisation de l'enfant puisqu'elles influencent la façon dont il se comporte dans une situation donnée. Les valeurs sont un aspect fort important des apprentissages de l'éducation à la petite enfance. Elles incluent l'estime de soi, les concepts de liberté, du respect de soi, des autres et de l'environnement ainsi que de responsabilités individuelles et collectives, et, enfin, l'importance des prises de décisions démocratiques.

Dans la transmission des valeurs, le personnel éducateur représente un modèle puisque celles-ci se traduisent dans ses gestes quotidiens. Il doit donc être apte à reconnaître ses propres valeurs et à s'assurer qu'elles sont en accord avec son milieu de travail et avec celles des parents. La qualité des interventions dépend largement de la cohérence entre les actions et les valeurs que le personnel éducateur véhicule. Ainsi, la capacité de bien se connaître fait partie de ses compétences. Pour consolider sa pratique, il est nécessaire de connaître sa propre réalité : se connaître soi-même en tant que membre du personnel éducateur ; connaître et reconnaître les valeurs qui nous animent et celles qui sont véhiculées dans notre milieu ; être à la recherche de cohérence entre nos gestes et notre discours ; être capable de s'interroger, de se remettre en question et de supporter d'avoir des doutes. Les remises en question sur la pratique ou sur les interventions font partie intégrante du rôle du personnel éducateur et de ses compétences puisqu'elles lui permettent d'évoluer.

Un membre du personnel éducateur compétent vit en relation constante avec ses forces et ses limites, en sachant que ses interventions sont toujours à « inventer » et à « créer » en tenant compte de ses propres besoins et de ses habiletés ainsi que des besoins, intérêts et aptitudes des enfants et des caractéristiques du milieu. Aucun geste n'est automatique ; il n'existe aucun « mode d'emploi ». Chaque situation est unique et exige une grande capacité d'adaptation, d'ouverture à soi et à l'autre, de disponibilité et de créativité.

3.2. La nécessité d'allier théorie et pratique

La théorie et la pratique sont étroitement liées et non opposées. Les apprentissages et le savoir-être se vivent au quotidien. L'éducation à la petite enfance se fonde sur ces deux aspects observés dans la pratique quotidienne. La notion de connaissances théoriques renvoie aux apprentissages réalisés dans le cadre de formations (initiale et continue), de lectures, de colloques, d'ateliers, etc. La notion de connaissances pratiques inclut tout ce que le personnel éducateur apporte de lui-même lorsqu'il est avec les enfants : ses croyances, ses valeurs, ses attitudes, ses sentiments, sa réflexion, ses gestes, son tempérament, son histoire personnelle. Sa compétence constitue une combinaison de savoir-être conscient et de connaissances qui le sous-tendent et résulte de la capacité d'allier la théorie et la pratique (transfert des apprentissages dans le vécu quotidien).

Les connaissances pratiques comprennent tout ce que le personnel éducateur fait dans un contexte précis. Ainsi, certains aspects de la pratique résultent d'une réflexion pour trouver une solution. D'autres représentent des habitudes prises dans le cadre d'un contexte précis et deviennent des automatismes.

Conscient des principaux aspects qui composent son rôle, le personnel éducateur est en mesure de les traduire dans un programme éducatif et un curriculum de qualité. Pour ce faire, il doit bien connaître tous les éléments qui sont à considérer pour en assurer la qualité.

4. LE PROGRAMME D'ACTIVITÉS AU QUOTIDIEN

Le programme d'activités (curriculum) représente la pierre angulaire de l'éducation à la petite enfance. Toutefois, ce programme n'arrive pas « prêt à servir » ; il faut le voir comme dynamique et changeant. Ce n'est pas un outil conçu de « l'extérieur », comme c'est le cas, par exemple, de certains programmes scolaires. Ce n'est pas non plus un outil conçu pour plusieurs années à venir puisque, d'année en année, le groupe d'enfants change. Bien qu'une planification globale puisse être pensée pour une année complète (thèmes, projets, sorties...), la révision du programme se réalise au quotidien en fonction, entre autres, du groupe d'enfants et de chaque enfant qui le compose, du temps requis pour sa mise en application, de l'évaluation et des améliorations à apporter.

Le programme d'activités exige donc beaucoup de temps de préparation et d'organisation et, nous l'avons vu, une bonne connaissance du développement global de l'enfant, de ses besoins, de ses intérêts ainsi que des stratégies éducatives, des ressources à privilégier, du temps à consacrer à diverses expériences d'apprentissage et des outils d'observation. À cela s'ajoute la nécessité de bâtir un programme quotidien en respectant les caractéristiques universelles propres à un groupe d'âge et les caractéristiques individuelles. Le programme doit aussi tenir compte du fait que :

> [...] les enfants ont besoin de temps et d'espace pour s'épanouir. Ils ont besoin de temps pour être eux-mêmes, pour ne rien faire, pour s'arrêter et observer, pour répéter ce qu'ils ont déjà fait. En somme, il leur faut du temps pour vivre leur enfance, pour l'habiter, au lieu de simplement la traverser. Si nous offrons au jeune enfant placé sous notre responsabilité des occasions d'apprendre appropriées et enrichissantes, tout en lui accordant assez de temps pour y prendre plaisir et les explorer à fond, nous contribuerons à améliorer cette période de sa vie au lieu de la lui violer[5].

Ainsi, faut-il penser à l'enfant par rapport à ce qu'il vit aujourd'hui et non par rapport à ce qu'il sera demain. Penser à l'enfant comme à « l'adulte de demain » risque de nous faire passer à côté de l'enfance en sautant des étapes[6]. Or, il ne s'agit surtout pas de « pousser » l'enfant à réaliser des apprentissages, mais de respecter son rythme afin d'assurer la santé physique et émotive indispensable à son bien-être. De plus, il importe de se rappeler que les enfants sont imprévisibles, que leurs intérêts et besoins changent. Il faut tenir compte de leur spontanéité et être en mesure de s'adapter à la manifestation possible de nouveaux intérêts.

C'est pourquoi le personnel éducateur ne doit pas céder à la tentation d'utiliser un programme d'activités préétabli qui, bien qu'il semble exiger moins de temps de préparation, ne convient pas, sur une base quotidienne, aux besoins de son groupe d'enfants ni de chaque enfant qui le compose. Dans sa planification, il ne doit jamais oublier que tous les aspects de l'éducation de la petite enfance en milieu de garde sont interreliés et forment un tout cohérent.

---

5. Joanne Hendrix (1993). *L'enfant. Une approche globale pour son développement,* Sainte-Foy, Presses de l'Université du Québec, p. 43.
6. Micheline Lalonde-Graton (1996). *Une enfance à préserver. Les dangers de la scolarisation précoce, op. cit.*

4.1. Définition des objectifs

Le programme éducatif comprend des objectifs généraux qui guident la planification du programme quotidien. Ces grands objectifs se fondent sur les valeurs privilégiées, sur les apprentissages souhaités et sur les étapes de développement global de l'enfant, et ce dans toutes les dimensions. Nous en donnons des exemples dans le tableau de la page suivante.

Le programme quotidien inclut des objectifs particuliers découlant des objectifs généraux ; ceux-ci facilitent l'évaluation puisqu'en observant les enfants il est possible de vérifier s'ils sont atteints.

4.2. Planification

La planification des activités et des horaires représente un aspect essentiel du programme éducatif. Elle vise à préciser les activités et les objectifs d'apprentissage, à assurer la continuité des apprentissages dans toutes les sphères du développement global, à assurer un équilibre entre divers types d'activités, à choisir et à organiser le matériel, l'équipement, les ressources, etc.

Les activités choisies peuvent être reliées à un thème ou à un projet ayant des objectifs plus larges qui intègrent toutes les dimensions du développement global, mettent l'accent sur la créativité et laissent une grande place à la communication favorable aux interactions sociales. De même, les activités sont d'abord axées sur le jeu, sur les expériences de vie des enfants, sur des expériences concrètes d'apprentissage et sur ce qui intéresse vraiment les enfants.

Le programme d'activités (curriculum) peut faire l'objet de planification à court et à long terme. En effet, certaines activités prévues sont limitées dans le temps alors que d'autres font partie d'un projet qui s'étend sur une période plus ou moins longue. Les activités à court terme poursuivent un ou des objectifs spécifiques d'apprentissage. Elles permettent de répondre à un intérêt particulier et significatif pour les enfants, par exemple après un événement précis et imprévu ou à la suite d'une question ou d'une découverte.

La planification à long terme permet aux enfants d'apprendre et d'approfondir des concepts, de travailler ensemble à partir d'un intérêt commun, d'éveiller sa curiosité et de développer une attitude positive à l'égard des apprentissages. De toute évidence, ce type de planification demeure flexible puisqu'il tient compte des intérêts, des expériences, du rythme d'apprentissage et des interactions spontanées

Tableau 4
Exemples d'objectifs liés à chacune des dimensions du développement global

Dimension	*Objectifs*
Physique	• Développer la motricité fine et globale, la coordination oculomanuelle, l'organisation spatiotemporelle, l'indépendance segmentaire, la latéralisation, la latéralité. • Développer de saines habitudes sur le plan de l'hygiène et de l'alimentation. • Apprendre à établir un équilibre entre des périodes d'activités, de repos et de relaxation. • Accepter et comprendre les différences physiques.
Intellectuelle	• Développer chez l'enfant une attitude positive à l'égard des apprentissages. • Mettre l'accent sur les découvertes et la résolution de problèmes. • Faire découvrir l'environnement par les sens en explorant, observant, écoutant, touchant et sentant. • Amener l'enfant à développer et à comprendre les concepts qui touchent l'environnement, la logique, les arts, la musique, les sciences de la nature, etc.
Affective	• Développer l'estime de soi, le respect de son unicité, l'autonomie, la confiance en soi et aux autres. • Apprendre la persévérance dans l'effort. • Apprendre à accepter et à s'adapter aux contrariétés. • Exprimer ses émotions et ses sentiments.
Sociale	• Construire des relations positives avec les pairs et les adultes. • Comprendre et accepter la différence. • Développer le sens des responsabilités individuelles et collectives.
Langagière	• Amener l'enfant à s'exprimer, à communiquer, à verbaliser, à accroître son vocabulaire, à bien prononcer, à reconnaître les sons.

des enfants. Aussi, la période de temps consacré à un projet varie en fonction des intérêts et prend fin lorsque le sujet a été approfondi à la satisfaction des enfants.

En règle générale, un projet se réalise à partir d'un thème et les thèmes à explorer sont fort nombreux[7]. Sans doute faut-il éviter de choisir toujours les mêmes thèmes, année après année, strictement en fonction des saisons ou des fêtes, par exemple. Bien qu'il soit possible d'enrichir les apprentissages liés à ces thèmes au fur et à mesure que les enfants avancent en âge, il faut se rappeler que les jeunes enfants peuvent se lasser de revoir toujours les mêmes thèmes pendant les années passées au service de garde et, ensuite, à la maternelle. Une citrouille reste une citrouille ! Le personnel éducateur trouvera de nombreux avantages à diversifier ses choix, ne serait-ce qu'en raison des apprentissages qu'il fait lui-même, de l'intérêt nouveau qu'il suscite et du fait que la nouveauté empêche de tomber dans une routine. Le choix d'un projet à partir d'un thème, d'une idée des enfants ou d'une situation imprévue présente une solution intéressante pour stimuler de nouveaux apprentissages.

4.3. Choix des activités

Les activités éducatives sont en cohérence avec la philosophie du programme et la continuité pédagogique, c'est-à-dire les valeurs et principes reliés aux objectifs d'apprentissage. Ainsi, dans le choix d'une activité, le personnel éducateur établit les valeurs qu'il préconise et les objectifs qu'il vise en tenant compte que l'enfant interagit avec l'environnement, qu'il apprend si on lui laisse le temps d'apprendre, de découvrir et d'agir et si l'on respecte son rythme de développement. Lors de la planification, le personnel éducateur garde à l'esprit que l'enfant apprend mieux lorsque l'activité proposée :

- présente pour lui un intérêt ;
- n'est pas trop difficile, mais pose un défi suffisamment grand pour que l'enfant en retire du plaisir et de la satisfaction ;
- est fondée sur des expériences qui permettent la manipulation concrète et la résolution de problèmes réels ;
- permet de faire des choix ;
- permet une prise en charge, tant au regard de la planification qu'à celui de l'organisation, de la réalisation et de l'évaluation ;
- permet d'atteindre les objectifs visés et de faire l'expérience d'une réussite.

---

7. Des exemples de projets sont présentés à l'annexe I.

Le programme d'activités doit également présenter un équilibre entre les activités choisies par les enfants et celles qui le sont par le personnel éducateur. Le libre choix des enfants comporte des avantages en ce sens qu'il favorise l'autonomie, le sens des responsabilités et la prise de décision.

Toute activité d'apprentissage doit permettre à l'enfant d'observer, de manipuler, d'expérimenter, d'explorer, de créer, de construire, d'exprimer, d'entrer en contact, d'échanger, de prendre des décisions, de prendre des risques, d'utiliser ses erreurs, bref, d'apprendre et de comprendre le monde qui l'entoure. Le choix des activités se fonde sur tous ces éléments et non sur le fait qu'une activité semble « divertissante, amusante » ou qu'elle peut « faire passer le temps ». Encore là, il n'existe aucune recette magique. C'est un travail qui exige une sérieuse réflexion.

Dans bien des cas, le personnel éducateur se limite à des routines et à des scénarios qu'il utilise jour après jour. Il planifie les horaires en reproduisant les mêmes façons de faire. La référence à des modèles préétablis empêche la véritable réflexion et l'innovation. Le véritable changement se situe dans la façon d'innover à partir des enfants, en cherchant à connaître leurs intérêts, leurs besoins et leur rythme d'apprentissage, en oubliant les expériences passées et en se concentrant sur le présent. Le personnel éducateur ne doit pas se percevoir comme celui qui gère le temps et les actions, celui qui planifie à partir de séquences préétablies, qui dirige les activités et s'assure des résultats, celui qui fixe un horaire et qui le suit à la lettre. Il doit, au contraire, faire appel à sa créativité et à sa capacité d'innover.

Créativité et innovation sont en effet à la base de la pratique professionnelle. Si le personnel éducateur accepte une situation sans y réfléchir, il perpétue le système en place. Son travail est constitué de routines, d'automatismes, de répétitions, de situations prévisibles. Par ailleurs, s'il est capable de réflexion dans et sur l'action, il fait preuve de créativité, de capacité de changement. Il devient apte à bâtir des scénarios d'action qui mènent aux changements dans sa pratique. Il est forcément attentif à tout ce qui se passe, à son groupe d'enfants, à chaque enfant. Il observe, analyse et évalue chaque situation et il est en mesure d'apporter des solutions originales lorsqu'un problème se présente. Il modifie l'environnement ou une activité de façon à mieux satisfaire les besoins.

4.4. Composantes d'un horaire

L'horaire de la journée comprend les routines, c'est-à-dire les événements réguliers et prévisibles (arrivées, départs, repas, collations, périodes de repos et de relaxation, soins et hygiène). Les routines représentent des moments précieux d'apprentissage dans toutes les sphères du développement global. Les transitions font également partie de l'horaire ; ce sont des moments importants qui doivent être planifiés. Pour assurer la stabilité et la prévisibilité si importantes pour les jeunes enfants, les horaires quotidiens présentent une constance dans le temps ; ce sont les activités qui changent.

Dans le quotidien, ces activités occupent une grande partie du temps. Elles se présentent sous diverses formes : activités libres, activités dirigées, activités initiées par les enfants ; activités en grand groupe, en petits groupes et individuelles ; activités intérieures et activités extérieures. Le programme quotidien doit réaliser un équilibre entre les divers types d'activités et entre les périodes actives et les périodes calmes.

Au cours d'une journée, bon nombre d'idées nouvelles peuvent émerger pendant ou après une activité. Les réactions et les questions des enfants amènent l'éducatrice à aller plus loin, à apporter une nouvelle notion, un nouveau concept à explorer. Il importe de profiter de ces moments uniques et fort précieux.

Les activités extérieures font partie du quotidien et ne doivent pas être envisagées comme un « défoulement ». Elle ne représente pas non plus une période de repos pour le personnel éducateur. Au contraire, les activités extérieures fournissent de multiples occasions d'apprentissage et de développement. Ainsi, ces activités requièrent autant de planification que celles qui se vivent à l'intérieur. De plus, elles impliquent les mêmes types de relations et d'interactions adulte-enfant.

4.5. Organisation du temps

En ce qui concerne l'organisation du temps et de l'espace, souvent, les membres du personnel éducateur héritent des façons de faire de leur milieu. Par exemple, dans un service de garde, il existe des façons d'organiser le temps qui deviennent des automatismes dans la pratique. Ces automatismes sont présents parce qu'ils l'ont toujours été ; comme ils semblent bien fonctionner, ils n'ont jamais été remis en question. Dans un tel contexte, la planification se réalise à partir de séquences prédéterminées ; l'enfant ne participe donc pas à la planification : il exécute ce qui a déjà été décidé. Sa créativité n'est pas mise à profit, il n'a aucun contrôle sur le déroulement d'une activité ; il n'a aucune possibilité de faire des choix, de prendre des décisions. Ainsi, il importe que les horaires présentent une certaine flexibilité qui respecte le rythme et les intérêts des enfants, et d'avoir recours à des activités initiées par les enfants.

4.6. Environnement et centres d'apprentissage[8]

Bon nombre de CPE organisent leurs locaux en centres d'apprentissages, séparés les uns des autres par des cloisons (réelles ou « psychologiques »), qui tous font partie du programme d'activités. Ces centres incluent plusieurs aires distinctes d'activité qui permettent de regrouper quelques enfants tout en étant reliées et ouvertes sur une aire centrale qui permet de réunir tous les enfants. Ces espaces sont généralement organisés en fonction de thèmes particuliers ou de projets, donc ils ne sont pas permanents puisqu'ils visent à répondre aux intérêts changeants des enfants et aux objectifs du programme d'activités.

Les activités qui s'y déroulent poursuivent des objectifs précis clairement énoncés dans le programme. L'équipement et le matériel qu'on y retrouve doivent s'appuyer sur ces objectifs. De plus, ces centres sont modifiés suivant les besoins changeants ou d'amélioration du programme. Dans tous les cas, les centres doivent faire partie du contenu du programme éducatif.

Afin d'en profiter au maximum, chaque centre d'intérêt est aménagé en fonction du bruit, du nombre d'enfants présents et de l'activité. Les centres qui suscitent des activités bruyantes doivent être éloignés des centres qui exigent une plus grande concentration (par exemple, le coin de lecture est loin du centre de construction). Une aire d'isolement est prévue pour les enfants qui ont besoin de temps hors du groupe. Le nombre d'enfants présents dans un centre est préalablement déterminé et toujours maintenu. En outre, l'organisation physique des centres permet au personnel éducateur d'assurer une supervision constante.

Les centres sont suffisamment grands pour que les enfants aient l'espace nécessaire pour bouger sans déranger les activités des autres. Certains centres exigent plus d'espace que d'autres. Par exemple, un

---

8. Le terme « centres d'apprentissage » renvoie ici à ce qu'on appelle communément « les coins ». Ce terme apparaît plus exact puisque les objectifs des centres sont précisément de tenir compte des intérêts des enfants et de leur permettre de réaliser divers apprentissages. Les « coins » définissent plutôt une organisation physique (quatre coins d'une pièce), ce qui ne représente pas nécessairement la réalité du milieu.

centre regroupant des activités symboliques requiert beaucoup d'espace; il en va de même pour un centre qui suscite l'intérêt d'un grand nombre d'enfants.

Le matériel est suffisant pour que tous les enfants qui y participent y aient accès et connaissent les limites de son utilisation. Le contenu favorise les activités autonomes. Enfin, le matériel non utilisé en fonction des objectifs est rangé.

4.7. Observation et évaluation

L'observation représente l'un des fondements de la pratique éducative du personnel. Celui-ci observe pour savoir comment agir, comment adapter ses interventions dans telle ou telle situation; ce qui implique qu'il réfléchit et évalue ses façons de faire avant d'agir. S'il est présent à chaque enfant, s'il reconnaît que chaque enfant est unique, il n'a pas recours à des réponses automatiques. L'observation permet, entre autres, d'évaluer sa pratique, d'améliorer ses interventions et d'adapter le contenu du programme d'activités.

4.8. Sécurité et cohérence

Avant de mener les activités, le personnel éducateur doit s'assurer que le contexte est sécuritaire et que la surveillance est adéquate. Certaines activités nécessitent une attention particulière alors que d'autres peuvent être réalisées de façon plus autonome. Notons qu'il est facile de perdre la notion de sécurité lorsqu'on veut offrir une grande variété d'activités intéressantes et stimulantes.

Un programme éducatif de qualité repose également sur la cohérence. Ainsi, les membres du personnel éducateur qui travaillent auprès des jeunes enfants doivent avoir la même philosophie en ce qui concerne le développement de l'enfant. Ils doivent partager la même vision du rôle que jouent les éducateurs et les parents dans le processus éducatif. Pour atteindre cet objectif, ils doivent échanger et réévaluer le contenu et la structure du curriculum pour assurer la cohérence, par exemple, entre les attitudes et les valeurs en ce qui a trait aux attentes et aux motivations dans les apprentissages. Ils doivent s'entendre sur les règles à suivre, les objectifs à atteindre, l'observation et l'évaluation des progrès réalisés par les enfants.

Nous pouvons résumer de la façon suivante les indicateurs de qualité d'un programme éducatif.

- L'accent est mis sur l'unicité, l'écoute, l'ouverture face à la différence.
- Le développement global de l'enfant est à la base du programme éducatif et cela se traduit quotidiennement dans le curriculum par des activités qui tiennent compte de toutes ses dimensions.
- Le programme éducatif met l'accent sur l'importance que l'enfant soit activement impliqué dans son processus d'apprentissage.
- Le programme éducatif met l'accent sur l'apprentissage par le jeu.
- Le curriculum permet à l'enfant d'expérimenter grâce à une grande variété d'activités et de matériel qui assure son développement global. Il lui permet également de poursuivre ses propres intérêts dans un contexte de vie communautaire.
- Le curriculum est axé sur les besoins du groupe et les besoins individuels de chaque enfant. Il est évalué et révisé quotidiennement en vue de répondre aux besoins et aux intérêts ainsi qu'aux objectifs d'apprentissage.
- Le personnel éducateur connaît bien le développement de l'enfant, les fondements de l'éducation à la petite enfance et les éléments qui composent un programme de qualité.
- Les interventions éducatives du personnel éducateur s'inspirent des valeurs et principes éducatifs propres au milieu.
- Les interactions entre le personnel éducateur et l'enfant sont chaleureuses, personnelles, respectueuses, positives et soutenantes.
- Le personnel éducateur maintient des relations positives et constructives avec chaque enfant.
- L'environnement physique, intérieur et extérieur, favorise la participation aux activités quotidiennes et les interactions tant avec les pairs qu'avec les adultes.
- La santé et la sécurité des enfants et des adultes sont assurées.
- L'accent est mis sur la créativité et l'innovation ainsi que sur de bonnes habitudes alimentaires et d'hygiène.
- Le personnel éducateur et les parents sont partenaires dans l'éducation du jeune enfant.

Les principes et objectifs qui fondent le *Programme éducatif des centres de la petite enfance* sont clairement établis ; il en est de même des éléments qui permettent d'offrir des services de qualité aux jeunes enfants. La connaissance de différents modèles et approches peut faciliter la mise en application d'un programme d'activités (curriculum) de qualité ; c'est là l'objet des prochains chapitres.

CHAPITRE 4

Approches et modèles

De même que la farine est essentielle dans la plupart des recettes de gâteaux, de même certains ingrédients sont fondamentaux dans un programme éducatif à la petite enfance. Toutefois, la mise en application du programme peut faire l'objet de variations et de choix selon la réalité du milieu, le groupe d'enfants et chaque enfant qui le compose, les besoins, les intérêts, le contexte et les situations sans cesse changeantes.

Avouons d'abord que nous sommes tous un peu à la recherche d'un modèle idéal de pratique éducative et peut-être même de solutions toutes faites, trop souvent sans tenir compte de la culture et de la spécificité de notre milieu. Mais c'est une erreur de croire qu'il est possible d'appliquer une approche ou un modèle de façon intégrale. Il ne s'agit pas d'une séquence de procédures à mettre en pratique, de directions ou d'instructions à suivre.

Les approches et les modèles doivent être perçus comme une expérience éducative « proposée » qui sert à stimuler la réflexion sur nos valeurs, nos croyances, nos objectifs et nos pratiques éducatives en vue d'améliorer nos habitudes et nos routines ainsi que de susciter des initiatives nouvelles. Ainsi, en prenant conscience des éléments qui les composent, il importe que chaque service de garde s'inspire des principes qui les fondent et qu'il s'approprie les stratégies qui collent à sa réalité.

Les théories du développement de l'enfant servent de fondement à l'élaboration d'approches et de modèles. Certains d'entre eux sont très structurés et fournissent un encadrement détaillé au personnel éducateur. D'autres sont souples et laissent place à la flexibilité dans la mise en application des principes et d'objectifs à la base du programme d'activités (curriculum). Les différences notées reposent principalement sur les valeurs accordées à ce que le jeune enfant doit apprendre et le processus grâce auquel il apprend et se développe. Ces différences se reflètent sur le rôle du personnel éducateur, sur les objectifs visés, sur l'organisation de l'environnement ainsi que sur la participation des enfants à leurs apprentissages[1].

Des études réalisées aux États-Unis et en Grande-Bretagne montrent qu'il existe deux types d'approches et de modèles :

1. les approches et modèles dits « fermés », formels ou structurés dans lesquels le personnel éducateur est directif et contrôlant (dit aux enfants quoi faire, quand et comment), les horaires sont stricts, les apprentissages, les objectifs et les attentes sont prédéterminés et précis, les limites sont clairement définies. Ces programmes laissent peu de place à l'autonomie et à l'initiative. L'accent est mis sur la maîtrise du langage, la manipulation d'objets et l'acquisition d'habiletés intellectuelles et scolaires. Chaque activité a une raison d'être, des buts précis et est orientée vers la tâche. Le curriculum met peu l'accent sur les interactions sociales dans les jeux, sur les jeux imaginatifs et sur les activités physiques.

2. les approches et modèles dits « ouverts » ou informels, beaucoup moins structurés, dans lesquels l'éducateur est non directif. Il représente un guide, une ressource, un soutien. Il offre une variété d'activités, des occasions

---

1. Stacie G. Goffin (2000). *The Role of Curriculum Models in Early Childhood Education*, Champaign, Ill., Eric Digest (ED443597), Eric Clearinghouse on Elementary and Early Childhood Education.

d'échanges et de liberté d'exploration ainsi que des occasions de faire des choix, selon les intérêts, et de prendre des décisions. L'accent est mis sur le plaisir, l'expression de soi, l'autonomie, l'estime de soi, la curiosité, la sociabilité, la créativité et les interactions sociales dans les jeux. Les principes à la base des approches ou modèles ouverts mettent l'accent sur le développement global, l'unicité, le respect du rythme de développement et d'apprentissage de chaque enfant et reconnaît que l'enfant est un apprenant actif et qu'il a la capacité de prendre en charge ses apprentissages. Le personnel éducateur planifie le curriculum en collaboration avec les enfants, en tenant compte des besoins, des intérêts, des questionnements de chacun.

Le tableau 5 présente les caractéristiques correspondant à divers types de modèles (modèles fermés ou scolaires et modèles ouverts)[2].

Les données de ce tableau nous incitent à ajouter un troisième type, soit les approches et modèles intermédiaires. En effet, certains modèles et certaines approches semblent comprendre toutes les composantes permettant de les qualifier de « fermés », alors que d'autres peuvent être directement reliés à des approches et modèles « ouverts ». Toutefois, tous les programmes ne sont pas nécessairement situés à ces deux extrêmes. Certains, qui se situent à mi-chemin entre ces deux types, peuvent alors être qualifiés de modèles ou approches intermédiaires. Par exemple, les approches et modèles liés aux programmes compensatoires, mis sur pied aux États-Unis dans les années 1960, s'inscrivent dans un cadre précis en vue d'atteindre un objectif particulier, soit celui de « briser le cercle de la pauvreté » en offrant aux enfants issus de milieux défavorisés des expériences éducatives visant d'abord à accroître leur développement intellectuel.

D'autres approches et modèles, s'adressant à tous les enfants (peu importe leur origine économique et culturelle), ont été élaborés en s'inspirant de programmes compensatoires. Bien qu'ils mettent l'accent sur des principes et objectifs en lien avec les modèles ouverts, leur mise en application inscrite dans le curriculum est très structurée et axée principalement sur le développement cognitif.

2. Une analyse plus complète de ces modèles sera réalisée ultérieurement.

Tableau 5

Types de modèles

Modèle fermé ◄		► *Modèle ouvert*
Le **personnel éducateur** contrôle les apprentissages. Il est perçu comme un transmetteur d'informations.	Le personnel éducateur est en charge du groupe. Il est perçu comme un facilitateur et procure des activités appropriées.	Le personnel éducateur représente un guide et un soutien. Il utilise les connaissances et habiletés pour faciliter le processus d'apprentissage. Il questionne et guide les découvertes et agit en tant que partenaire à l'intérieur d'un groupe démocratique.
L'**enfant** est un récepteur d'informations transmises par le personnel éducateur.	L'enfant est un apprenant actif et un découvreur de connaissances.	L'enfant construit ses connaissances résultant des interactions avec l'environnement.
Les apprentissages équivalent à la maîtrise d'habiletés qui sont prédéterminées dans le curriculum.	Les apprentissages sont planifiés en gardant en tête les stades de développement.	Les apprentissages ne sont pas une fin en soi, mais sont constamment appliqués dans le vécu et la réalité.
Le **curriculum**, élaboré par des experts extérieurs, est minutieusement planifié. Le personnel éducateur le suit à la lettre. Les enfants sont appelés à s'y intégrer.	Le personnel éducateur planifie le curriculum en se basant sur les besoins et intérêts des enfants.	Le personnel éducateur planifie le curriculum en se basant sur les idées, intérêts et besoins des enfants. Les enfants participent activement à l'élaboration du curriculum.
Comprend des objectifs précis.	Comprend des objectifs précis, mais accorde une flexibilité aux activités.	Comprend des objectifs à long terme et des projets.

Tableau 5
Types de modèles *(suite)*

Modèle fermé ←		→ *Modèle ouvert*
Le **jeu** est perçu comme une façon de se défouler et est restreint à des périodes de temps après que le travail est terminé.	Le jeu est utilisé avec des objets précis pour soutenir le processus d'apprentissage. Il est perçu comme étant nécessaire à la croissance sociale et affective.	Le jeu est perçu comme un moyen essentiel d'apprentissage.
Les **interactions sociales** ont moins d'importance que le temps consacré à la tâche de travail.	Il y a place aux interactions sociales à des moments précis.	Les habiletés sociales sont perçues comme un aspect essentiel de la vie.
Les enfants fonctionnent en grand groupe.	Les enfants travaillent ensemble à des moments précis.	Les interactions et la coopération sont fortement encouragées.
La **compétition** est encouragée pour motiver les enfants.	La compétition est minimisée et la coopération encouragée.	La compétition se limite à l'individu lui-même. L'apprentissage est en soi une récompense.
Les **erreurs** sont jugées inacceptables et nuisibles à la connaissance.	Les erreurs sont perçues comme faisant partie des apprentissages.	Les erreurs sont analysées et utilisées comme guide pour réaliser de nouveaux apprentissages.
La **discipline** est contrôlée par le personnel éducateur.	Les enfants assument une certaine responsabilité dans leur comportement.	Les enfants apprennent l'autodiscipline. Les règles sont clairement établies et respectées.

Tableau 5

Types de modèles *(suite)*

Modèle fermé ◄	————————	► *Modèle ouvert*
Les enfants n'ont aucun choix par rapport aux **activités**. Ils doivent tous y participer.	Les enfants peuvent faire des choix s'ils ont terminé le travail requis.	Les enfants ont plusieurs choix. Ils peuvent choisir leur centre d'apprentissage et leurs activités.
Les **conflits** sont réglés par le personnel éducateur.	Suivant le contexte, les conflits sont gérés par le personnel éducateur ou par les enfants.	Les habiletés de résolution de conflits sont acquises et mises en application par les enfants.

Source : Carol Ann Wein (1995). *Developmentally Appropriate Practice in « Real Life »*, New York, Teachers College Press, Columbia University.

Le tableau 6 résume les différences notées par l'auteure entre ces deux types d'approches et de modèles.

Tableau 6
Principales différences entre les approches et modèles intermédiaires et les approches et modèles ouverts

Approches et modèles intermédiaires	*Approches et modèles ouverts*
• Se fondent sur les théories de Piaget.	• Se fondent sur plusieurs théories et plus particulièrement sur celle de Dewey.
• Ont des objectifs précis (briser le cercle de la pauvreté) visant le développement global en mettant l'accent sur le développement cognitif et sur les connaissances logicomathématiques.	• Ont des objectifs visant le développement global en mettant l'accent sur le développement socioaffectif et sur les connaissances sociales.
• Mettent l'accent sur l'apport du personnel éducateur dans la construction des connaissances.	• Mettent l'accent sur l'importance de l'apport du personnel pour guider et soutenir les apprentissages grâce aux échanges avec les pairs et les adultes.
• La planification du curriculum est basée sur des objectifs précis.	La planification du curriculum est flexible. Elle se réalise sur des objectifs à partir des intérêts et besoins des enfants.

Pour fins d'analyse, les principales caractéristiques des approches et modèles fermés, intermédiaires et ouverts sont présentées dans le tableau 7.

À partir des caractéristiques relevées, le chapitre suivant décrit les approches et modèles fermés et le chapitre 6, les approches et modèles intermédiaires. Les approches et modèles ouverts feront l'objet des chapitres 7 à 9.

Tableau 7

Principales caractéristiques des approches et des modèles fermés, intermédiaires et ouverts

Fermés	*Intermédiaires*	*Ouverts*
Le curriculum est structuré et prédéterminé.	Le curriculum propose un encadrement précis en tenant compte des objectifs à atteindre.	Le curriculum présente un certain encadrement, mais aussi de la souplesse et de la flexibilité.
Les objectifs sont précis.	Les objectifs sont précis (par exemple, briser le cycle de la pauvreté).	Les objectifs sont le plaisir d'apprendre, l'expression et l'estime de soi, l'autonomie, la créativité, la socialisation (interactions sociales).
L'accent est mis sur le développement de l'intelligence.	L'accent est surtout mis sur le développement intellectuel, mais aussi sur d'autres dimensions.	L'accent est mis sur l'unicité, le respect du rythme ; l'enfant est considéré comme un apprenant actif, capable de prendre en charge ses apprentissages.
L'accent est mis sur les apprentissages scolaires. Peu d'accent sur les interactions sociales, la créativité et l'autonomie. Les activités sont orientées vers la tâche.	Présente une variété d'activités (dirigées, semi-dirigées, libres).	Présente une variété d'activités et de projets axés sur le développement global, les intérêts, les idées des enfants, la prise de décision.
Les horaires sont stricts.	Les horaires sont plus ou moins flexibles.	Les horaires sont flexibles.
Le personnel éducateur est directif et contrôlant.	Le personnel éducateur est semi-directif.	Le personnel éducateur est non directif (ressource, guide, soutien).

CHAPITRE 5

Approches et modèles fermés

Comme nous l'avons déjà relevé, les approches ou modèles fermés[1] sont hautement structurés et axés sur les apprentissages formels et la scolarisation précoce. Ils font encore l'objet d'un grand intérêt chez

1. Les données rapportées dans ce chapitre proviennent des auteurs suivants : Eva Essa et Rosemary Young (1994). *Introduction to Early Childhood Education,* Toronto, Nelson Canada ; Georges Morrison (1988). *Early Childhood Education Today,* 4e édition, Columbus, Ohio, Merrill Publishing Company ; Jaipaul Roopnarine et James E. Johson (1987). *Approaches to Early Childhood Education,* Columbus, Merrill Publishing Company ; Geoffrey Bock, Linda Stebbins et Elizabeth C. Proper (1977). *Excerpts from the Abt Reports : Descriptions of the Models and Summary of Results,* <http ://www.uoregon.edu/~adiep/ft/abt.htm> ; John Chattin-McNichols (1995). *What Goes on in Montessori Classrooms,* Vanderbilt University, Nashville, TN, Publications John F. Kennedy Center for Research on Human Development.

les personnes (personnel éducateur, parents, chercheurs, etc.) qui mettent l'accent sur la compétence et la performance. Plusieurs motifs, avoués ou non, sont à la base de cet intérêt, entre autres :

- les exigences socioéconomiques de la société industrielle basées sur l'idée que les enfants représentent un investissement pour l'avenir de la société ;
- les aspirations parentales centrées sur l'acquisition de compétences en vue d'assurer à leurs enfants un « meilleur avenir » ;
- l'accélération du développement intellectuel des jeunes enfants en vue d'accroître les performances scolaires ultérieures, etc.

1. LE MODÈLE MONTESSORI

Le modèle Montessori, très populaire dans les années 1920 et abandonné par la suite, est redécouvert dans les années 1960. Il est qualifié « d'élitiste » par certains chercheurs.

Ce modèle respecte la philosophie de sa conceptrice, soit l'organisation dans des classes où l'environnement est structuré et où chaque enfant travaille individuellement, dans le calme, sur une variété de tâches. L'accent est mis sur l'apprentissage des habiletés de base (lecture et écriture) et sur la discipline. Il comprend des objectifs spécifiques. Les routines quotidiennes visent l'acquisition de l'autonomie, les apprentissages par les sens et les apprentissages scolaires.

Les activités sont intégrées pour l'atteinte d'objectifs précis, soit promouvoir la compétence, l'autonomie, le contrôle de soi et la discipline. Il est à noter que les activités et les jeux dramatiques qui font appel à la fantaisie sont absents de ce modèle. L'accent est mis sur la « réalité » et non sur la créativité qui invite les enfants à utiliser librement leur imagination. Tout au long de la journée, les enfants explorent le matériel didactique. Ce matériel, en quantité limitée, est utilisé à des fins précises, prescrites et définies en fonction d'objectifs spécifiques qui reposent sur une séquence de développement.

L'horaire est planifié de façon rigide. L'ordre règne dans le local et il y a absence de bruit élevé. Le programme met peu l'accent sur le développement social ; il y a donc peu de place à la collaboration, à la coopération et aux jeux d'interaction sociale puisque le modèle est principalement axé sur une approche individuelle.

Le personnel éducateur prépare, structure, dirige les activités et montre aux enfants comment utiliser le matériel en utilisant un minimum d'informations verbales pour ne pas les distraire. La réalisation d'une activité étant perçue comme une récompense en soi et une motivation intrinsèque, le personnel éducateur n'utilise pas de renforcement ni de louanges. Enfin, il est entraîné pour évaluer les progrès des enfants selon des critères précis.

Montessori

- Modèle très structuré et organisé.
- Apprentissages scolaires et discipline par routines quotidiennes.
- Exploration du matériel didactique à des fins précises.
- Objectifs : compétence, autonomie, contrôle de soi.
- Environnement organisé en fonction d'objectifs précis d'apprentissage.
- Horaire rigide.
- Enfant travaille seul – peu de place accordée aux interactions, à la coopération.
- Personnel éducateur prépare, structure, planifie le curriculum, dirige les activités, montre aux enfants comment utiliser le matériel.
- Peu de verbalisation afin de ne pas distraire les enfants.
- Observations formelles et informelles – critères = performance + réussite d'une tâche.

2. LE MODÈLE DISTAR

Le modèle Distar (Direct Instruction Model) renvoie à des approches traditionnelles dans lesquelles le personnel éducateur constitue le centre et contrôle les apprentissages (Direct Teaching Approach). Ce modèle a d'abord reçu un accueil très favorable parce qu'il visait à aider les enfants issus de milieux défavorisés à faire des « rattrapages » le plus rapidement possible. Fondé sur une théorie behaviorale, il met l'accent sur les apprentissages scolaires précoces basés sur un mode symbolique, en stipulant que les enfants sont prêts à réaliser de tels apprentissages. Il vise à accélérer les apprentissages de la lecture, de l'écriture et des mathématiques. Des sujets autres sont introduits lorsque les apprentissages scolaires prévus sont bien acquis. Il est donc en opposition avec les approches axées sur le développement de l'enfant.

Le modèle Distar est hautement structuré et orienté sur le travail. Son objectif premier est le développement cognitif et le développement de la pensée cognitive. Il met également l'accent sur le développement du langage en vue de renforcer les habiletés scolaires. Sa philosophie repose sur l'idée que les enfants socialement désavantagés ont besoin d'accélérer leur rythme d'apprentissage pour assurer leur réussite scolaire. Le développement global n'est aucunement pris en considération. Tout est fonction de ce qui est pertinent à la préparation à l'école, ce que l'enfant doit apprendre et doit savoir avant d'entrer à la maternelle. Les autres dimensions sont ignorées.

Dans le cadre de ce modèle, l'environnement est organisé sous forme de « classe » et offre peu de matériels et de jeux afin d'éviter les distractions. Le contenu du curriculum comprend l'enseignement quotidien de « leçons » (langage, lecture et mathématiques), d'entraînements et d'exercices en utilisant la formule « question-réponse », jusqu'à ce que l'enfant produise la bonne réponse. Chaque leçon est planifiée pour que les enfants apprennent à maîtriser des habiletés liées aux objectifs du programme. Le matériel est également hautement structuré ; il est utilisé dans un groupe homogène d'enfants dans un temps déterminé.

Le personnel éducateur joue un rôle dominant. Il enseigne, planifie et contrôle les apprentissages, établit des objectifs précis, prépare le matériel et le présente de façon la plus efficace possible pour assurer le succès des expériences et l'élimination des erreurs perçues comme étant sans valeur éducative. Conformément à l'approche béhavioriste, la répétition, la présentation de stimuli et le renforcement positif aux réponses adéquates représentent le cœur du modèle. Ainsi, le personnel éducateur a des attentes précises auxquelles les enfants doivent se conformer. Il pose des questions présentées dans un ordre séquentiel. Ces questions requièrent de la part des enfants des réponses verbales appropriées. Les bonnes réponses sont valorisées et les réponses incorrectes sont rapidement corrigées en utilisant des procédures spécifiques. Pour encourager et motiver les enfants, le personnel éducateur utilise le renforcement constant par des louanges et de la nourriture.

Des tests à références critériées sont régulièrement administrés afin de vérifier le progrès des enfants. À l'occasion, les responsables du programme filment le personnel éducateur afin d'évaluer sa performance. Les parents sont informés des progrès et des difficultés de leur enfant.

3. LE MODÈLE D'ANALYSE DES COMPORTEMENTS (BEHAVIOR ANALYSIS MODEL)

Ce modèle se fonde sur une approche dite « hautement structurée, mais flexible ». Son objectif premier est d'initier les enfants à la lecture, à l'écriture et aux mathématiques. Il accorde aussi une certaine importance à la musique, aux sciences et aux arts. Toutefois, les apprentissages scolaires priment. Basé sur les théories behavioristes, ce modèle privilégie la performance, le renforcement positif et les récompenses pour souligner la réussite. Les comportements punitifs et coercitifs de la part du personnel éducateur sont exclus. Ce personnel est encouragé à définir des objectifs scolaires spécifiques pour chaque enfant. Afin de donner le maximum d'attention à chaque enfant, plusieurs adultes sont présents dans un groupe. Les tâches d'apprentissage scolaires sont partagées entre les membres du personnel éducateur.

Distar (Direct Instruction Model) et Behavior Analysis Model

- Basé sur le béhaviorisme et les théories de l'apprentissage (répétitions – renforcement positif aux réponses adéquates).
- Accent mis sur le développement cognitif et les apprentissages précoces.
- Accélération du rythme d'apprentissage pour assurer la réussite scolaire.
- Curriculum hautement structuré.
- Environnement organisé sous forme de classe.
- Peu de matériel et de jeux pour éviter les distractions.
- Contenu du curriculum : des « leçons » et entraînements (axés sur la bonne réponse).
- Horaire rigide.
- Personnel éducateur prédominant – planifie chaque activité, établit des objectifs précis, prépare le matériel et explique ce qu'il faut faire – contrôle les apprentissages.
- Évaluation basée sur des tests critériés pour évaluer la performance.

4. L'APPROCHE AXÉE SUR LE DÉVELOPPEMENT COGNITIF

Cette approche, centrée sur les théories de Piaget, repose sur le développement par stades successifs et sur l'interaction dynamique entre l'individu et son environnement. Elle part du principe que le rôle central de l'éducation est d'enclencher le processus par lequel l'enfant engage un raisonnement logique, d'où l'importance de l'aider dans la tâche cruciale d'augmenter ses fonctions cognitives. S'appuyant sur le constructivisme, cette approche privilégie la notion de construction des connaissances. Celles-ci sont acquises grâce à des défis intellectuels qui permettent à l'enfant d'ajouter de nouvelles connaissances à celles qu'il a déjà acquises. Il n'est pas suffisant que l'enfant maîtrise les informations transmises par le personnel éducateur, il doit être capable d'utiliser ces connaissances et les intégrer à son fonctionnement cognitif. Pour assurer cette intégration, les connaissances transmises doivent avoir un sens et être pertinentes.

Cette approche vise à ne pas limiter les apprentissages à l'imitation, mais bien à l'intégration de ce que les adultes enseignent aux enfants. Lorsque les adultes augmentent les capacités des enfants à raisonner et à s'engager dans des débats, ils les aident à élaborer des jugements basés sur la logique.

Le développement cognitif et le développement socioaffectif sont perçus comme étant étroitement reliés. Par exemple, les conflits entre les enfants présentent une occasion de leur enseigner les concepts élémentaires du comportement humain. Les enfants apprennent à saisir l'impact de leur propre comportement sur les autres ainsi que la façon dont ils peuvent faire réagir favorablement les autres à leur égard.

La responsabilité du personnel éducateur est de fournir des situations d'apprentissage qui posent un défi aux habiletés d'analyse et de résolution de problèmes de l'enfant et de le propulser vers un degré plus élevé de pensée. Le personnel éducateur a pour rôle de voir à ce que l'enfant maîtrise les notions enseignées et les habiletés qui en découlent. Bien que le processus d'apprendre aux enfants à penser de façon critique soit long et complexe – influencé par la maturation et l'enseignement –, les stratégies nécessaires à cette réalisation sont introduites très tôt. Le personnel éducateur encourage donc les enfants à jouer avec les concepts, à les réorganiser, à les raffiner à les mettre en opposition. Ainsi, l'accent est mis sur l'importance du conflit cognitif.

Cette approche est élaborée de manière à fournir aux enfants des expériences grâce auxquelles ils acquièrent une compréhension des concepts et du raisonnement, ainsi que des compétences dans des domaines scolaires. Elle procure un cadre de travail permettant de structurer le groupe en favorisant les centres d'apprentissage dans lesquels les enfants vivent des expériences de manipulation qui sont ensuite traduites en langage-représentation. Le matériel est orienté vers l'acquisition des concepts décrits par Piaget : classification, sériation, conservation, relation spatiotemporelle, etc.

Les enfants choisissent leurs activités et travaillent avec le personnel éducateur en petits groupes. Le personnel éducateur connaît bien les stades de développement cognitif (comment les enfants pensent et se comportent, comment ils intègrent les connaissances). Il maîtrise les quatre principaux aspects du développement cognitif (classification, sériation, relations spatiales et relations temporelles). Les interventions du personnel éducateur sont de type « semi-directif ». La planification des activités est structurée en vue de réaliser des objectifs précis, clairement énoncés.

Considérant que la participation des parents est essentielle au succès de l'éducation des enfants, les visites dans la famille font partie du curriculum. Ainsi, il y a continuité entre les apprentissages réalisés au service de garde et à la maison.

Approche axée sur le développement cognitif

- Se fonde sur les théories de Piaget et sur le constructivisme.
- Vise à augmenter les fonctions cognitives, à développer l'autonomie et la résolution de problèmes, les habiletés langagières et le sens de la coopération.
- Accent mis sur le conflit cognitif.
- Personnel éducateur maîtrise les notions à enseigner et fournit aux enfants des défis intellectuels en vue de l'acquisition et de l'intégration des connaissances.
- Conflits servent à enseigner les concepts élémentaires du comportement humain.
- Centres d'apprentissage et travail en petits groupes.

5. L'APPROCHE AXÉE SUR LA TRANSMISSION CULTURELLE

Cette approche s'apparente aux modèles traditionnels d'éducation. La transmission des règles sociales est considérée comme extrêmement importante. Le personnel éducateur a pour responsabilité première de transmettre les valeurs culturelles et le bagage de connaissances culturelles d'une société donnée. Les informations transmises à l'enfant doivent être apprises et maîtrisées, et celui-ci a peu d'influence sur les situations d'apprentissage. Le personnel éducateur s'attend à ce qu'il arrime ses intérêts à ce que les adultes jugent important d'apprendre. Les sentiments ont peu d'importance alors que les expériences, qui peuvent être mesurées et évaluées, occupent toute la place.

L'évaluation sert à constater si l'enfant a bien intégré et maîtrisé les apprentissages. Cette approche vise à faire de l'enfant un membre qui contribue à sa société. L'autorité et la discipline de groupe priment. Très peu d'attention est accordée aux différences individuelles. La pensée et les sentiments de l'enfant, son rythme d'apprentissage et son unicité sont complètement ignorés. Cette approche est caractérisée par un curriculum prévisible et préétabli. Les apprentissages sont systématiquement enseignés aux enfants. Ce modèle ne varie pas d'un centre ou d'une école à l'autre, tous partagent le même curriculum.

Approche axée sur la transmission culturelle

- Transmission des règles sociales et des valeurs culturelles qui doivent être apprises et maîtrisées.
- Enfant a peu d'influence et peu d'emprise sur les situations d'apprentissage.
- Expériences d'apprentissage qui peuvent être mesurées et évaluées.
- Accent mis sur la discipline et l'autorité.
- Peu d'attention aux différences individuelles, à la pensée, aux sentiments, aux idées, aux intérêts, au rythme de développement.
- Curriculum très structuré. « Enseignement ».

6. AUTRES MODÈLES FERMÉS

Il existe d'autres modèles fermés. On retrouve, entre autres, le **modèle traditionnel** qui présente un haut niveau de contrôle. De même, le modèle **Bereiter-Engelman**, qui a donné naissance au modèle DISTAR, est axé sur les apprentissages scolaires (avec une orientation béhavioriste) et sur la mémorisation, mais met peu l'accent sur les interactions sociales. Il favorise le renforcement direct (positif et négatif). Enfin, le modèle **DARCEE** (Demonstration and Research Center for Early Childhood Education), qui a débuté en 1966, est axé sur l'enseignement direct et sur le développement cognitif. L'objectif premier de ce centre de recherche, d'entraînement et de démonstration était de créer un modèle pour améliorer l'éducation des jeunes enfants en milieu défavorisé.

CHAPITRE 6

Approches et modèles intermédiaires

Les programmes compensatoires[1]

Comme nous l'avons vu, les approches et modèles intermédiaires s'inscrivent dans un cadre précis en vue d'atteindre un objectif spécifique, soit celui de « briser le cercle de la pauvreté » en offrant aux enfants issus de milieux défavorisés des expériences éducatives visant d'abord à accroître leur développement intellectuel. Bien qu'ils mettent l'accent sur des principes et objectifs en lien avec les modèles ouverts, leur mise en application inscrite dans le curriculum est très structurée et axée principalement sur le développement cognitif.

1. Les données relatives aux modèles et approches intermédiaires proviennent des auteurs suivants : U.S. Department of Health and Human Services, Administration for Children and Families (2000). *Head Start*, Washington, ACF Press Room ; Human Services Department Mission (1998). *Head Start, A Tradition of Excellence*, Phoenix, City of Phoenix ; Eduardo Blanco (2000). *What is the Head Start/Early Head Start Goal?*, Head Start Home

Dans les années 1960, dans le cadre de la « guerre contre la pauvreté » (*war on poverty*), les États-Unis s'intéressent de plus en plus à l'éducation à la petite enfance. Cet intérêt porte d'abord sur les enfants issus de milieux défavorisés où la pauvreté a une incidence directe, entre autres, sur la réussite scolaire et sur la délinquance. Ainsi, les programmes compensatoires[2], ayant pour objectifs de surmonter les déficits cognitifs, sociaux, émotifs et physiques trop souvent observés chez ces enfants, se sont multipliés.

À ces préoccupations premières se sont ajoutées par la suite des préoccupations relatives à l'augmentation du nombre de jeunes enfants qui fréquentent un service de garde. Ainsi, contraints à se satisfaire de services de « gardiennage » en l'absence de services de garde structurés, les parents de classes moyennes et favorisées réclamaient des programmes similaires, mais enrichis d'expériences d'apprentissages formels pour leurs enfants. Pour répondre à ces nouveaux besoins, les programmes compensatoires ont ouvert la porte à l'élaboration de l'approche éducative High/Scope, le modèle Kamii-Devries, le modèle développemental et le modèle d'éducation à la petite enfance de Tucson.

Page, < http://connectfremont.org/COMSER/HdStart1.htm >; Sylvia G. Feinburg et Mary Mindess (1994). *Elicting Children's Full Potentia*, Californie, Brooks/Cole Publishing Company; Jaipaul Roopnarine et James E. Johnson (1987). *Approaches to Early Childhood Education*, Columbus, Ohio, Merrill Publishing Company; Eva Essa et Rosemary Young (1994). *Introduction to Early Childhood Education*, Scarborough, Nelson Canada; The Consultative Group on Early Childhood Care and Development (2000). *The High/Scope Early Childhood Education Model Curriculum*, High/Scope Educational Research Foundation, <http://www.highscope.org/EducationalPrograms/ReadingInstitute/readinginstitute.htm>; High/Scope Educational Research Foundation (2000a). *High/Scope Preschool Curriculum*, Ypsilanti; High/Scope Educational Research Foundation (2000c). *About High/Scope*, Ypsilanti; Anne S. Epstein (1998). « Is the High/Scope Educational Approach Compatible with the Revised Head Start Performance Standards? Yes », *High/Scope ReSource*, printemps/été, vol. 17, nº 2; Université du Kansas (2000). *High/Scope Educational Approach*, Kansas, University of Kansas; High/Scope Educational Research Foundation (2000e). *The High/Scope Approach: Preschool*, Ypsilanti; Children's Home Society of Minnesota (2000). *Child Care and Early Learning High/Scope*, Minnesota; Geoffrey Bock, Linda Stebbins et Elizabeth C. Proper (1977). *Excerpts from the Apt Reports: Descriptions of the Models and Summary of Results*, Abt Associates, <http://www.abtassoc.com/>.

2. Par programme compensatoire, il faut entendre un programme qui vise à permettre aux jeunes enfants « à risque » d'accroître leurs chances de réussite scolaire en comblant certaines lacunes au plan de leur développement global. Un tel programme rassemble les conditions et les moyens le plus possible adaptés à chaque enfant, en faisant l'hypothèse que s'il profite d'un environnement stimulant et si des interventions sont entreprises auprès de sa famille, il sera apte à réussir à l'école et tout au long de sa vie.

1. LE PROGRAMME HEAD START

Le programme compensatoire le mieux connu est celui qu'on nomme Head Start. Mis sur pied en 1965, il vise principalement à répondre aux besoins des enfants issus de milieux défavorisés, aux enfants issus de divers milieux ethniques et aux enfants ayant une déficience afin de les préparer pour l'école en accroissant leur développement cognitif et social. Or, les études longitudinales révélaient qu'un tel programme a des effets positifs à court, moyen et long terme si un suivi est assuré au primaire et au secondaire. Sans un tel suivi, les bénéfices s'estompent et disparaissent dans les deux années qui suivent. Ces conclusions incitaient les concepteurs à élaborer de nouveaux programmes, soit le Early Head Start pour les enfants de 0 à 3 ans et le programme appelé Follow Through assurant la continuité du suivi au primaire et au secondaire.

En 1996, Head Start est révisé et de nouvelles règles sont élaborées. Le gouvernement américain publie des normes révisées concernant le curriculum (*Head Start Performance Standards*), celles-ci entrant en vigueur en 1998.

1.1. La philosophie

Head Start repose sur une approche éducative répondant aux besoins de tous les enfants, sur le respect de la différence et sur la diversité socioculturelle. Ce programme reconnaît que les enfants apprennent lorsqu'ils ont des occasions d'exprimer leurs pensées et leurs idées ainsi que d'agir et d'interagir avec une variété de matériels et de personnes. L'accent est mis sur la pensée et le raisonnement et non sur la mémorisation. Les adultes encouragent les enfants à résoudre des problèmes et leur laissent du temps pour faire des choses par eux-mêmes.

Basées sur les impacts négatifs de la pauvreté, les composantes principales du programme sont l'éducation, la santé, la famille et la prévention et se traduisent comme suit :

- L'éducation : le programme répond aux besoins de chaque enfant, de sa communauté, selon ses origines ethniques et culturelles. Il offre à chaque enfant une variété d'expériences d'apprentissage dans le but d'assurer un sain développement intellectuel, social et affectif.

- La santé : le programme relève les problèmes de santé en bas âge et tente de les prévenir grâce à un programme incluant l'immunisation, les soins médicaux et dentaires, la santé mentale, l'hygiène et l'alimentation.
- La famille : le programme vise à impliquer les parents dans l'éducation, la planification et la mise en application des activités. Il les amène à participer à des ateliers sur le développement de l'enfant. De plus, le personnel éducateur effectue régulièrement des visites au domicile de l'enfant afin d'aider les parents à apprendre à reconnaître les besoins de leur enfant et de leur montrer certaines activités qu'ils peuvent faire avec lui.
- La prévention : après avoir déterminé les besoins, il offre aux familles, et par conséquent aux enfants, les services sociaux nécessaires afin d'améliorer leur qualité de vie.

1.2. Les objectifs

L'objectif premier de ce programme est de donner à tous les enfants une chance égale de réussite en investissant dans l'éducation à la petite enfance et en soutenant leur famille. Il se fonde sur la prémisse que tous les enfants ont les mêmes besoins et que les enfants issus de milieux défavorisés peuvent bénéficier d'un programme qui répond à ces besoins. Les objectifs reliés à cette prémisse sont les suivants :

- Établir les difficultés rencontrées et intervenir pour les surmonter.
- Améliorer la santé et les habiletés physiques ainsi que la santé mentale.
- Accroître les habiletés intellectuelles en portant une attention particulière aux habiletés de communication et de compréhension des concepts.
- Accroître les compétences sociales des jeunes enfants.
- Améliorer l'attitude des parents au regard des soins de santé et des habiletés physiques.
- Encourager la confiance en soi, la spontanéité, la curiosité et l'autodiscipline afin d'assurer le sain développement social et affectif de l'enfant.
- Établir des modèles d'attentes de réussite créant un climat de confiance dans les efforts d'apprentissage présents et futurs.
- Accroître les habiletés des parents et des enfants à communiquer ensemble et à établir de bonnes relations.

1.3. Le curriculum

Contrairement aux approches ou modèles « ouverts » dans lesquels on retrouve de la flexibilité, le curriculum du programme Head Start est très structuré. Il comprend, entre autres, des objectifs en lien avec le développement des enfants et leurs apprentissages ; des expériences par lesquelles ces objectifs seront atteints ; des stratégies pour aider les enfants à atteindre ces objectifs ; du matériel requis pour soutenir la mise en application du curriculum.

Le curriculum du programme Head Start procure au personnel éducateur toutes les informations nécessaires à la mise sur pied et au fonctionnement d'un environnement qui favorise les apprentissages ; il montre comment fournir aux enfants des activités et des expériences pertinentes, et comment soutenir et interagir avec les enfants pour promouvoir leur développement.

1.4. L'environnement

Head Start met l'accent sur un environnement physique qui favorise les apprentissages selon les différents stades de développement des enfants. Il procure un espace suffisant pour faciliter la mise en place d'une variété d'activités. Il est organisé de manière à ce que les enfants puissent travailler individuellement ou en petits groupes et à ce que les interactions sociales soient favorisées.

Le matériel, l'équipement et l'ameublement sont en quantité suffisante pour faciliter la participation des enfants et des adultes. Ils soutiennent les objectifs éducatifs du programme ainsi que les différents contextes culturels et ethniques. En plus d'être sécuritaires et gardés en bonne condition, ils répondent aux besoins des enfants selon leur âge, leur stade de développement et leurs habiletés. Ils sont également accessibles et attrayants et conçus pour répondre à une variété d'expériences d'apprentissage. En ce sens, ils encouragent les enfants à expérimenter et à explorer.

Head Start		
Objectifs : basés sur les impacts négatifs de la pauvreté	*Environnement*	*Curriculum*
• **Éducation :** répondre aux besoins de chaque enfant, de sa communauté en tenant compte de ses origines ethniques et culturelles; variété d'expériences d'apprentissage dans le but d'assurer un sain développement intellectuel, social et affectif. • **Santé :** relever les problèmes de santé en bas âge; prévenir les problèmes grâce à un programme de santé incluant l'immunisation, les soins médicaux et dentaires, la santé mentale, l'hygiène et l'alimentation. • **Famille :** impliquer les parents dans l'éducation, la planification et la mise en application des activités; les amener à participer à des ateliers sur le développement de l'enfant; effectuer régulièrement des visites au domicile de l'enfant afin d'aider les parents à apprendre à reconnaître les besoins de leur enfant et de leur montrer certaines activités qu'ils peuvent faire avec leur enfant. • **Prévention :** établir les besoins des familles et offrir les services sociaux nécessaires afin d'améliorer la qualité de vie des familles et, par conséquent, celle des enfants.	Sain et sécuritaire, favorise apprentissages selon stade de développement.	Très structuré en vue d'atteindre des objectifs précis.

2. L'APPROCHE ÉDUCATIVE HIGH/SCOPE ET LE PERRY SCHOOL PROJECT

L'approche éducative High/Scope et le Perry School Project ont été élaborés au Michigan en 1962, d'abord pour répondre aux besoins des enfants issus de familles afro-américaines, issues de milieux défavorisés. Ces enfants, hautement à risque, présentaient de graves problèmes d'intégration sociale, d'échecs et d'abandons scolaires, de délinquance, etc. Il était important de mettre sur pied pour eux un programme d'éducation à la petite enfance afin de leur donner un bon départ dans la vie. C'est dans ce sens qu'ils furent pensés et intégrés au programme Head Start.

Le **Perry School Project** s'apparente à l'approche éducative High/Scope. Toutefois, il présente certaines différences, entre autres, un rapport enfants-adulte plus bas et une collaboration étroite entre les éducateurs qui travaillent en équipe à la planification, à la mise en application et à l'évaluation des activités quotidiennes. Ce programme comprend deux composantes cruciales à sa réussite : une présence quotidienne des enfants de deux heures trente et des visites hebdomadaires au domicile, d'une durée d'une heure trente, lors desquelles l'éducateur travaille avec la mère et l'enfant. En bref, les conditions de réussite sont les suivantes :

- Le rapport enfants-adulte ne dépasse pas 10 enfants pour un éducateur ou une éducatrice.
- La taille maximale du groupe est de 20 enfants.
- Le personnel éducateur s'approprie intellectuellement le modèle validé du programme.
- L'équipe travaille ensemble à la planification, à la mise en application et à l'évaluation de chaque activité quotidienne.
- Les parents sont partenaires dans l'éducation de l'enfant et ils échangent régulièrement avec les éducateurs.
- La direction assure le leadership du programme et offre une aide incluant la formation en lien avec le programme.

La publicité autour de ce projet fait en sorte de convaincre les Américains des bénéfices qu'il engendre au plan de la résolution des problèmes sociaux, d'où sa grande popularité. Pour sa part, **l'approche éducative High/Scope** est maintenant utilisée pour répondre aux besoins de tous les enfants, indépendamment de leurs origines socio-économiques et culturelles. La réussite de cette approche repose en grande partie sur le personnel éducateur. Celui-ci doit être entièrement convaincu et engagé à offrir un contexte dans lequel les enfants apprennent de façon active et construisent leurs propres connaissances à partir d'interactions personnelles avec le monde qui les entoure, d'expériences avec les objets et à travers l'application d'une pensée logique face à ces expériences. Sa réussite repose également sur la mise en application du curriculum élaboré spécialement pour cette approche. Son application pratique inclut les lignes directrices relatives au fonctionnement, au contenu du curriculum, ainsi qu'à l'évaluation des éléments qui composent sa qualité et son efficacité.

Le **High/Scope Cognitively Oriented Curriculum**, développé à partir du Perry Preschool Project, est, comme son titre l'indique, axé sur le développement cognitif. Il se fonde sur les théories constructivistes de Piaget, soit le développement d'une pensée scientifique par l'observation et l'inférence, en fonction de l'âge de l'enfant et du stade de développement. Les domaines cognitifs sur lesquels il insiste incluent le langage, la représentation, la classification, la sériation, les mathématiques, les relations spatiales et temporelles. Les techniques utilisées sont basées sur la vision piagétienne qui considère que l'enfant est un apprenant actif.

2.1. La philosophie

À l'instar d'autres modèles, il met l'accent sur le fait que l'enfant est un apprenant actif. Il diffère cependant d'autres modèles en ce sens qu'il privilégie les théories du développement cognitif centrées sur la résolution de problèmes et la pensée individuelle. Ainsi, selon ce modèle, tous les enfants sont des initiateurs de leurs propres expériences d'apprentissage et ils apprennent mieux par des activités qu'ils ont eux-mêmes planifiées et qu'ils réalisent par eux-mêmes, en poursuivant leurs propres intérêts et leurs buts. Les connaissances des enfants résultent de leurs interactions avec le monde qui les entoure, de leurs expériences directes avec des objets et de leur application d'une pensée logique à leurs expériences.

Dans le cadre de ce modèle, les enfants sont encouragés à faire quotidiennement des choix en ce qui concerne le matériel et les activités. À travers leurs choix et leur planification, les enfants explorent, posent et répondent à des questions, résolvent des problèmes et interagissent avec les adultes et leurs pairs. Dans ce type d'environnement, les enfants s'engagent de façon naturelle dans des expériences clés, soit des activités qui leur permettent d'accroître les habiletés essentielles à leur développement.

Le High/Scope Cognitively Oriented Curriculum relève **58 expériences clés** dans le développement des jeunes enfants ainsi qu'une grande variété de stratégies pratiques visant à promouvoir de telles expériences. Celles-ci sont regroupées en 10 catégories : la représentation créative, le langage, les initiatives et les relations sociales, le mouvement, la musique, la classification, la sériation, les nombres, l'espace et le temps.

2.2. Les objectifs

Le curriculum comprend de nombreux objectifs visant à faciliter le processus d'apprentissage :

- Capacité de l'enfant à prendre des décisions sur ce qu'il va faire et comment il va le faire.
- Habileté à définir et à résoudre des problèmes.
- Autodiscipline, habileté à établir des buts personnels et capacité de poursuivre et de compléter une tâche choisie.
- Habileté à s'engager dans la planification de groupe avec les pairs et les adultes, à coopérer et à partager le leadership.
- Habileté à exprimer ses expériences, ses sentiments, ses idées par le langage, l'écriture, la dramatisation et la représentation graphique.
- Habileté à comprendre l'expression et les sentiments des autres par des représentations verbales, écrites, artistiques et graphiques.
- Habileté de classification, de sériation.
- Acquisition des notions spatiales et temporelles et du raisonnement mathématique quantitatif dans diverses situations de la vie ;
- Habileté et adresse dans les arts, les sciences, la motricité comme véhicules permettant à l'enfant de réaliser ses talents et ses potentiels.
- Ouverture aux points de vue, aux valeurs et aux comportements des autres.
- Développement de l'esprit critique, sens des responsabilités et respect des valeurs.
- Intérêt à long terme pour les apprentissages.

2.3. La planification du curriculum

La base du curriculum est très structurée. Elle comprend la séquence « planifier-réaliser-évaluer » (*plan-do-review*) qui représente un aspect central de la journée. Elle permet aux enfants de planifier les activités, de les mettre en application et d'en évaluer les résultats.

- À l'étape « **planifier** », les enfants font des choix et prennent des décisions. Le temps réservé à la planification permet aux enfants d'exprimer leurs idées de façon structurée et constante et de prendre des décisions. Le personnel éducateur échange avec les enfants sur la planification avant de la mettre en pratique.
- À l'étape « **réaliser** », le personnel éducateur observe les enfants pour relever les apprentissages réalisés et les façons utilisées pour résoudre un problème. Ensuite, il s'intègre aux activités pour encourager, élargir et mettre en place des situations de résolution de problèmes. Le rangement du matériel fait partie de cette étape.
- À l'étape « **évaluer** », les enfants font un retour sur l'activité. Ils racontent comment ils ont procédé, les pairs avec qui ils ont travaillé, les problèmes qu'ils ont eu à résoudre. Si nécessaire, ils revoient leur planification.

2.4. Les tout-petits (0-3 ans)

Pour les tout-petits, il favorise l'approche par apprentissage actif. Le personnel éducateur utilise alors le **High/Scope Infant and Toddler Key Experiences** à titre de guide pour procurer des expériences et du matériel appropriés à ces groupes d'âge. Les objectifs de ces expériences clés sont présentés dans le tableau ci-contre.

Ce modèle vise également à aider les enfants ayant des besoins spéciaux en mettant l'accent sur des habiletés cognitives, sociales et physiques qui sont importantes pour tous les enfants, plutôt que d'axer les interventions sur leurs déficiences. Le personnel éducateur relève les besoins spéciaux et propose à ces enfants une variété d'expériences appropriées au stade qui correspond à leur développement.

Apprentissage	*Objectifs*
Concept de soi	• Exprimer des initiatives. • Faire la différence entre « moi » et les autres. • Résoudre des problèmes qui se sont posés lors des expériences d'exploration et les jeux. • Être autonome.
Relations sociales	• Développer un attachement à la personne qui fournit les soins et l'éducation. • Bâtir des relations avec d'autres adultes. • Bâtir des relations avec les pairs. • Exprimer ses émotions.
Représentation créative	• Imiter et faire semblant. • Explorer le matériel. • Répondre à des images et à des photographies, en les décrivant.
Mouvement	• Se servir de certaines parties du corps (tourner la tête, prendre, donner des coups de pied). • Se servir de tout son corps (rouler, se traîner, marcher, courir, se balancer). • Se déplacer avec des objets. • Sentir et exprimer un rythme régulier.
Musique	• Écouter la musique. • Répondre à la musique. • Explorer et imiter les sons. • Explorer les sons vocaux aigus.
Communication et langage	• Écouter et répondre. • Communiquer par des gestes (utilisation du langage non verbal). • Participer en échangeant. • Communiquer verbalement. • Explorer des livres et des revues. • Apprécier les histoires, les comptines, les chansons.
Exploration des objets	• Explorer les objets avec tous les sens (vue, toucher, ouïe, odorat). • Découvrir la permanence des objets. • Explorer et remarquer ce qui est pareil et ce qui est différent. • Explorer et remarquer comment les choses peuvent être regroupées.
Quantité et nombres	• Expérimenter la notion de « plus ». • Expérimenter la concordance. • Explorer les nombres.
Espace	• Explorer et remarquer la place des objets. • Observer les personnes et les choses à travers des perspectives variées. • Remplir et vider, mettre dedans et sortir. • Défaire les choses et les remettre ensemble.
Temps	• Anticiper des événements familiers. • Remarquer le début et la fin d'un intervalle de temps. • Expérimenter « vite » et « lent ». • Répéter une action pour que la même chose se représente, expérimenter les causes et les effets.

2.5. Le personnel éducateur

L'atteinte de ces objectifs dépend de l'implication de l'enfant dans des expériences clés, des relations adulte-enfant et du curriculum. La planification et la mise en application du curriculum supposent que le personnel éducateur connaît parfaitement les théories de Piaget. Il fournit aux enfants la possibilité de vivre des expériences et les aide à les envisager de façon logique. Il planifie et observe quotidiennement les expériences des enfants et les activités en fonction de ce qu'ils visent à atteindre afin de mieux connaître les habiletés et les intérêts de chaque enfant. L'évaluation est faite quotidiennement afin d'établir les progrès réalisés par chaque enfant.

Le personnel éducateur guide l'enfant. Bien que des balises développementales soient présentes dans l'évaluation des progrès d'un enfant, il n'a rien de précis à lui apprendre. Il est là pour être à l'écoute de ce que l'enfant planifie et pour travailler avec lui afin d'accroître les défis en posant des questions, par exemple, sur ce qui arrive, comment les choses se construisent, etc. La façon de questionner permet une communication ouverte qui sert de modèle dans les interactions adulte-enfants.

Cette approche requiert donc de la part du personnel éducateur de grandes habiletés d'observation pour évaluer chaque enfant dans son développement global et dans ses interactions avec son environnement. Les évaluations formatives servent ici à adapter les activités quotidiennes afin de répondre aux besoins de développement de chaque enfant.

Le personnel éducateur stimule l'enfant par de constants défis intellectuels. Pour encourager les apprentissages, il maintient une routine quotidienne qui varie seulement lorsqu'elle est entrecoupée d'activités spéciales (sorties, visites, événements spéciaux). Il donne aux enfants le sentiment d'avoir du contrôle sur les événements de la journée tout en planifiant une routine constante qui leur permet de prévoir la suite des événements. La routine quotidienne comprend également un temps pour les activités en petits groupes et en grand groupe ainsi qu'un temps pour les jeux extérieurs.

Dans le cadre de ce modèle, les membres du personnel éducateur sont considérés comme des apprenants actifs. Grâce à l'observation de chaque enfant et du groupe d'enfants, ils apprennent à mieux répondre aux besoins, mais aussi à sans cesse améliorer leur pratique.

De plus, ils sont appelés à observer la performance de leurs collègues afin de favoriser les interactions entre eux et d'être en mesure de se soutenir mutuellement.

2.6. Les interactions adulte-enfant

Les membres du personnel éducateur sont formés pour participer en tant que partenaires dans les activités plutôt que d'en être les initiateurs ou ceux qui supervisent. Ce modèle met l'accent sur des stratégies d'interactions positives, soit en partageant le contrôle avec les enfants, en mettant l'accent sur leurs forces, en instaurant des relations authentiques, en soutenant leurs idées ou en adoptant une approche de résolution de problèmes dans les conflits sociaux.

L'approche High/Scope insiste sur l'importance de la participation active des parents dans l'éducation et le développement de leurs enfants. À cet égard, elle vise l'accroissement des compétences parentales et la compréhension du développement de l'enfant. La communication avec les parents se réalise sur une base régulière. Les visites au domicile des parents sont considérées comme faisant partie intégrante du curriculum et d'une approche éducative. La contribution des parents est hautement appréciée et respectée. Ainsi, le personnel éducateur intègre au curriculum des stratégies faisant en sorte que les activités du service de garde se poursuivent à la maison.

2.7. La discipline

Le High/Scope Cognitively Oriented Curriculun évite tout ce qui a trait aux punitions et récompenses pour gérer les comportements. Lorsqu'un enfant présente un problème de comportement, le personnel éducateur évite de l'isoler, mais l'encourage plutôt à discuter du problème avec l'adulte et avec les autres personnes concernées. Ce type d'approche de résolution de problèmes aide les enfants à développer des compétences sociales et à devenir plus conscients de l'impact de leurs actions sur les autres.

2.8. Les apprentissages

Le personnel éducateur n'enseigne pas directement les mathématiques, la lecture, l'écriture ou toute autre matière scolaire. Il procure aux enfants des expériences et du matériel qui les aident à développer le langage et des habiletés logiques fondées sur les apprentissages scolaires ultérieurs. Par exemple, pour favoriser des habiletés de lecture et d'écriture, il crée un environnement dans lequel on retrouve du matériel qui stimule l'écrit et il fournit aux enfants des occasions quotidiennes d'écouter des histoires, d'explorer les livres et de travailler avec des outils et du matériel pour écrire.

L'environnement physique et le matériel sont soigneusement choisis et organisés pour promouvoir les apprentissages actifs. Il est divisé en centres d'intérêts (coins) axés sur un aspect spécifique du jeu, par exemple, jeux de blocs, activités d'arts plastiques, jeux de rôle, jeux de manipulation, ordinateurs, livres et matériel pour écrire, jeux d'eau et de sable. Dans chaque centre, le matériel est accessible aux enfants et peut être facilement rangé. Ce modèle ne recommande ou n'endosse pas de matériel ou d'équipement spécifique, mais se limite à fournir des lignes directrices pour leur sélection.

Afin de stimuler le développement social, des activités se déroulent en petits groupes et en grand groupe. En petits groupes, le personnel éducateur structure les activités et les enfants sont encouragés à donner des idées et à résoudre des problèmes. Les activités basées sur des thèmes n'ont pas de séquences définies, elles répondent aux besoins, habiletés et intérêts des enfants ainsi qu'aux objectifs de développement cognitif. Les activités en grand groupe incluent l'heure du cercle ; elles durent de 10 à 15 minutes et les enfants sont alors appelés à faire des jeux, à chanter, à faire des exercices ou à réaliser un retour sur un événement spécial.

2.9. L'évaluation

Le personnel éducateur utilise le High/Scope Observation Record (COR) pour évaluer les progrès développementaux des enfants. Pendant les activités, il enregistre quotidiennement des anecdotes reliées à des comportements significatifs au plan du développement pour ensuite échanger entre collègues lors des sessions quotidiennes de planification. Les membres de l'équipe utilisent leurs notes pour compléter l'instrument d'évaluation COR à des intervalles réguliers.

3. JOUER, C'EST MAGIQUE[3]

L'approche *Jouer, c'est magique*[4] est calquée sur l'approche éducative High/Scope et sur le High/Scope Cognitively Oriented Curriculum. Elle est, à peu de chose près, identique. Cette approche est l'outil proposé par le ministère de la Famille et de l'Enfance pour poursuivre les principes de base du *Programme éducatif des centres de la petite enfance*. Elle représente une des approches à privilégier dans les centres de la petite enfance. Son adaptation québécoise se situe principalement au plan des exemples d'activités, des suggestions, etc. Toutefois, les principes et objectifs sont les mêmes.

Ces principes et objectifs présentent un intérêt particulier en ce sens qu'ils rejoignent ceux qui ont été énoncés dans le *Programme éducatif des centres de la petite enfance*. Leur mise en application est très détaillée de telle sorte qu'elle peut parfois donner l'impression de diriger le personnel éducateur en lui fournissant l'équivalent de nombreuses connaissances acquises en cours de formation.

Ainsi, en plus de rappeler les principes et objectifs du programme éducatif, le document *Jouer, c'est magique* comprend tous les détails relativement à l'apprentissage actif, aux expériences clés, à l'organisation de l'environnement physique et humain, aux relations en milieu de garde, à l'observation, à chaque dimension du développement global, etc. Le tout renvoie aux éléments inclus dans l'approche et le curriculum de High/Scope et, à l'occasion, aux éléments inclus dans *Le kaléidoscope de la qualité*[5].

---

3. Louise Bourgon et Michelle Proulx ont produit un guide d'intervention éducative dans lequel elle désigne le programme éducatif élaboré par la fondation High/Scope par le terme « programme favorisant l'apprentissage actif » : Mary Hohmann, David P. Weikhart, Louise Bourgon et Michelle Proulx (2000). *Partager le plaisir d'apprendre. Guide d'intervention éducative au préscolaire,* Boucherville, Gaëtan Morin Éditeur.
4. Ministère de la Famille et de l'Enfance (1998). *Jouer, c'est magique. Programme favorisant le développement global des enfants,* Québec, Les Publications du Québec.
5. Marie-Patricia Gagné (1993). *Le kaléidoscope de la qualité. Outil d'évaluation des services de garde en garderie,* Québec, Les Publications du Québec.

4. LE MODÈLE KAMII-DEVRIES

Le modèle Kamii-Devries, du nom de ces deux conceptrices, s'apparente à l'approche éducative High/Scope. Il se fonde sur le constructivisme, soit sur la notion que l'enfant structure ses connaissances à partir d'un cadre logicomathématique qui inclut les idées qu'ils se fait sur les objets et les relations qu'il établit entre les objets. L'accent est mis sur les apprentissages actifs utilisant principalement le développement cognitif. Les principes à la base de ce modèle renvoient au fait que les enfants ont des idées intéressantes, des questions, des problèmes à régler, ainsi, ils apprennent en établissant des relations entre les choses (objets, événements, situations, etc.) et en repérant les similarités et les différences.

En plus du développement cognitif, ce modèle privilégie le développement socioaffectif. Toutefois, ce dernier est perçu comme étant essentiel à la réalisation d'apprentissages intellectuels. Il prône le développement de l'autonomie dans la construction des connaissances, et ce à partir de problèmes que les enfants ont eux-mêmes relevés. L'environnement est organisé de façon à favoriser la coopération, le respect, la curiosité, la confiance en soi, la résolution de problèmes et l'autonomie intellectuelle et morale.

Le personnel éducateur respecte les différences, les intérêts et les idées des enfants. Il planifie le curriculum en fonction des besoins des enfants, en les amenant toujours plus loin dans leurs apprentissages.

5. LE MODÈLE DÉVELOPPEMENTAL

Le modèle développemental (Developmental Model) se fonde sur les théories contemporaines du développement psychologique de l'enfant associé à la théorie du constructivisme. Cette théorie est étroitement liée à la philosophie du développement cognitif. Elle décrit la façon dont les enfants apprennent, soit en s'engageant dans des activités en lien avec l'environnement, afin de bâtir leurs propres connaissances et leur propre compréhension des choses. Le constuctivisme met l'accent sur le processus de croissance intellectuelle et cognitive se traduisant dans les interactions du personnel éducateur et les enfants ainsi que dans l'organisation de l'environnement.

5.1. La philosophie et les objectifs

Les enfants apprennent d'abord par leurs sens. Ils prennent les objets dans leur environnement et les examinent. Bien qu'ils apprennent également par imitation, le mode privilégié d'apprentissage doit être la manipulation et l'exploration du matériel disponible. Ainsi, l'environnement physique est organisé en fonction de ces besoins. L'objectif premier d'un modèle axé sur le développement cognitif est d'organiser l'environnement physique de façon à optimiser les apprentissages concrets et à permettre aux enfants d'explorer une grande variété d'objets et de matériels.

Si l'objectif visé est de permettre aux enfants d'explorer et de manipuler le matériel dans une variété de situations, il importe que les enfants aient l'occasion de travailler seuls, avec un ou deux autres enfants, dans un petit groupe et un grand groupe. La flexibilité dans le regroupement offre aux enfants la possibilité de choisir leurs expériences d'apprentissage et encourage une implication active dans leurs apprentissages.

Les aspects socioaffectifs sont perçus comme des éléments importants du développement intellectuel et sont intégrés au fonctionnement du groupe et au curriculum. Cette perception se fonde sur la vision que les enfants construisent leur compréhension d'eux-mêmes – leurs sentiments, leurs émotions, leurs relations interpersonnelles et leur estime de soi – en utilisant les mêmes processus que ceux qu'ils utilisent dans la compréhension de tous les phénomènes. Les enfants partent de ce qu'ils connaissent pour y ajouter de nouvelles informations et accroître leur compréhension. Ainsi, les sentiments et les relations interpersonnelles sont perçus comme des apprentissages cognitifs qui visent l'acquisition d'habiletés sociales. Les enfants apprennent à reconnaître les alternatives dans le développement des comportements socioaffectifs, à faire des choix et à utiliser telle ou telle habileté dans telle ou telle situation. Ils deviennent autonomes dans le domaine socioaffectif comme dans le domaine intellectuel. À cet égard, l'objectif visé est d'aider les enfants à être responsables de leurs actions et de leurs interactions.

La créativité est hautement valorisée. Comme elle représente une façon d'accroître le développement cognitif, elle se trouve présente dans tout le curriculum. La créativité comprend l'expression et la production d'idées. Elle constitue un aspect essentiel d'un modèle axé sur le développement cognitif puisqu'elle représente la nature même de la construction des connaissances. Ainsi, tous les efforts sont centrés sur l'imagination, la pensée expressive et la productivité.

5.2. Le personnel éducateur

Le personnel éducateur est intellectuellement actif. Il saisit l'importance des stratégies visant la motivation et la stimulation de l'expression et du processus intellectuel des enfants. Il est attentif à son rôle dans le choix des activités et respecte la notion de conflit cognitif. Ainsi, il échange des informations avec les enfants, suscite des questions et provoque les expérimentations à travers une variété d'activités. Il est dynamique et se passionne pour tout ce qui concerne l'éducation à la petite enfance.

5.3. L'observation et l'évaluation

Étant donné que les apprentissages visent à la fois l'individu et le groupe d'enfants, le personnel éducateur effectue des observations de façon attentive et systématique, et ce en reconnaissant que chaque enfant a un rythme d'apprentissage, une personnalité, une façon d'apprendre, des intérêts qui lui sont propres et un bagage culturel. Les évaluations ne sont pas faites avec l'idée que tous les enfants se retrouvent au même niveau de développement et que le matériel contenu dans le curriculum présente les mêmes intérêts et les mêmes défis. Le personnel éducateur observe, enregistre et évalue les progrès de chaque enfant et du groupe d'enfants, et base ses enseignements sur ces informations. L'accent est mis sur les potentiels des enfants ainsi que sur les difficultés qu'ils éprouvent.

5.4. La famille, la communauté et la culture

Parce que les jeunes enfants sont égocentriques affectivement et intellectuellement, les sujets qui ont un intérêt pour eux sont à la base des expériences d'apprentissage. Ainsi, dans la planification du curriculum, la famille, la communauté et la culture sont pris en considération.

6. LE MODÈLE D'ÉDUCATION À LA PETITE ENFANCE DE TUCSON (TEEM)

Ce modèle se fonde sur le concept que chaque enfant est unique : il a sa propre façon d'apprendre et un rythme d'apprentissage qui lui est propre. Basé sur l'idée que les apprentissages formels se vivent à partir des expériences des enfants et que leur compréhension et la signification qu'ils donnent au monde dépendent de leurs expériences, ce modèle met l'accent sur les habiletés langagières et le développement cognitif. Le curriculum est planifié en fonction de l'utilisation d'expériences qui favorisent le langage et la notion d'apprendre à apprendre.

Compte tenu de l'importance d'apprendre par les pairs, les groupes d'enfants sont hétérogènes (multiâge). L'environnement comprend des centres d'apprentissage afin de stimuler la découverte et les apprentissages. Certaines activités sont choisies par le personnel éducateur, d'autres, par les enfants. Ces deux types d'activités sont centrés sur les intérêts et les besoins des enfants. Toutefois, le curriculum est soigneusement préparé par le personnel éducateur. Le personnel éducateur s'occupe « d'orchestrer » les objectifs les plus importants, soit la maîtrise du langage, le développement d'habiletés intellectuelles, d'attitudes et d'habiletés sociales. Le personnel éducateur favorise la notion d'imitation et les techniques pour assurer le développement global de l'enfant et atteindre les objectifs du programme. Les parents sont invités à participer et à échanger avec le personnel éducateur.

Approche éducative High/Scope, Perry School Project, High/Scope Cognitively Oriented Curriculum, Jouer, c'est magique, Kamii-DeVries, Modèle développemental (Developmental Model), Modèle d'éducation à la petite enfance de Tuscon (TEEM)

Principes et objectifs	*Curriculum*	*Rôle du personnel éducateur*
• Enfant : apprenant actif, initiateur de ses expériences d'apprentissage. • Apprend grâce aux interactions avec le monde et les expériences directes avec les objets et grâce à l'application d'une pensée logique à ses expériences. • Encouragé à faire des choix, à explorer, à poser des questions, à résoudre des problèmes. • Objectifs de développement cognitif.	• **Fondements = 58 expériences clés** et stratégies pratiques pour les appliquer. • Expériences clés regroupées en 10 catégories : représentation créative, langage, initiatives, relations sociales, mouvement, classification, sériation, nombres, espace et temps. • Tout-petits (0-3) : *High/Scope Infant Toddler Key Experiences* = guide pour choix des expériences clés et du matériel + objectifs précis (expériences clés = concept de soi, relations sociales, représentation créative, mouvement, musique, communication et langage, exploration d'objets, quantité et nombres, espace, temps). • Base du curriculum est très structurée. Elle repose sur la séquence : planifier-réaliser-évaluer (*plan-do-review*).	• Fournir aux enfants des occasions de vivre des expériences clés et de les envisager de façon logique. • Planifier quotidiennement des expériences et des activités en fonction des objectifs visés et évaluer quotidiennement les progrès de l'enfant. • Guider l'enfant, l'écouter, travailler avec lui pour accroître les défis. • Observer pour évaluer le développement global. • Stimuler l'enfant par des défis intellectuels. • Encourager les apprentissages et maintenir une routine quotidienne. • Donner à l'enfant le sentiment d'avoir du contrôle sur ses apprentissages. • Répondre aux besoins des enfants. • Améliorer sans cesse sa pratique.

	• Activités : favorise les thèmes, sans séquences définies, mais répondant aux besoins et intérêts des enfants. • Activités en petits et grand groupes (« heure du cercle », 10-15 minutes) et jeux extérieurs. • Pas d'enseignement direct, mais une préparation aux apprentissages scolaires ultérieurs. • Environnement choisi pour promouvoir les apprentissages actifs. • Centres d'intérêt axés sur des aspects spécifiques du jeu.	• Observer la performance des collègues, favoriser les échanges, se soutenir. • Interactions adulte-enfant : partenaires, partage du contrôle, respect des idées, interventions positives. • Utilisation du High/Scope. • Observation Record pour évaluer les progrès. • Enregistrer les anecdotes, les comportements et échanger avec les collègues. • Participation des parents. Établir une communication régulière. • Visites à domicile et poursuite des activités à la maison. Accroissement des compétences parentales.

7. L'APPROCHE ROMANTIQUE

Bien que l'approche romantique n'ait rien en commun avec les approches et modèles précédents, il est possible de la situer dans les types intermédiaires. En effet, cette approche soutient que la responsabilité première du personnel éducateur est de procurer aux enfants un environnement chaleureux et maternant, suffisamment stimulant pour qu'ils poursuivent des activités et des idées qui leur semblent importantes et pertinentes à explorer.

Bien que le personnel éducateur offre les structures de base d'une activité et un programme, il évite d'influencer la pensée des enfants par crainte de s'imposer et de ne pas respecter le développement de leurs potentiels. Il valorise ce qui provient de l'enfant à un point tel qu'il se refuse à intervenir dans le processus d'apprentissage. Il évite donc de poser des questions, de fournir des informations ou des suggestions susceptibles de donner une direction à une expérience. Il a peur de s'immiscer dans la motivation interne de l'enfant et, surtout, de tomber dans le panneau de « l'enseignement ».

Ce personnel éducateur a une vision étroite de la créativité et de l'expression de soi. La peur de bloquer les enfants fait en sorte qu'il ne fournit pas les stimulations nécessaires à leur réalisation. Ce personnel est donc passif dans des situations d'apprentissage et donne aux enfants une trop grande responsabilité dans l'organisation de leurs activités d'apprentissage.

Cette approche est perçue comme étant non directive et hautement permissive. Elle se fonde sur des théories de la maturation. Les stades de développement sont perçus comme se déroulant de manière organique et naturelle. Les enfants sont vus comme ayant des besoins de soins et d'attention et le personnel éducateur répond à leurs besoins de base afin qu'ils grandissent et s'épanouissent selon une séquence prévisible de développement.

Approche romantique

- Approche non directive et hautement permissive.
- Théories de la maturation (stades de développement se déroulent de façon organique et naturelle).
- Vise l'épanouissement selon des séquences prévisibles de développement.
- Environnement chaleureux et maternant.
- Peur de bloquer l'enfant : personnel éducateur évite de donner une direction aux expériences, évite d'influencer la pensée de l'enfant pour ne pas entraver le développement de ses potentiels.
- Très grandes responsabilités accordées aux enfants dans la planification et l'organisation des activités.

CHAPITRE 7

Approches et modèles ouverts
Des modèles de développement approprié

Les approches ou modèles ouverts se fondent sur les théories du développement global de l'enfant et sur le fait que la qualité de l'éducation à la petite enfance dépend du contexte dans lequel le personnel éducateur travaille. À cela s'ajoutent sa vision du développement de l'enfant ainsi que ses valeurs, son vécu, sa façon de résoudre des problèmes et d'intervenir auprès des jeunes enfants.

La question de la qualité des programmes d'éducation à la petite enfance fait l'objet de constantes préoccupations. Aux États-Unis par exemple, pour répondre à la demande croissante en matière d'éducation à la petite enfance et à de nouveaux besoins socioéconomiques, plusieurs approches et modèles axés sur le développement global de l'enfant et centrés sur le jeu ont été élaborés. Dans ce chapitre, nous verrons le modèle de développement approprié et quelques-unes de ses applications. Un chapitre sera ensuite consacré aux modèles axés sur la philosophie de John Dewey et un autre sur l'approche Reggio Emilia, sur l'Activité-projet et sur une approche intitulée « Apprendre, c'est un beau jeu ». Ces approches et modèles ouverts présentent de nombreux éléments communs, notamment l'importance accordée aux expériences et aux interactions sociales, au développement socioaffectif et à l'intégration de toutes les dimensions du développement global.

1. LE MODÈLE DE DÉVELOPPEMENT APPROPRIÉ

Le modèle de développement approprié (Developmentally Appropriate Practice) a été élaboré par la NAYEC (National Association for the Education of Young Children)[1]. Celle-ci se dit d'avis qu'une approche ou un modèle de haute qualité se fonde sur les besoins des enfants et non l'inverse, c'est-à-dire que les enfants s'adaptent aux exigences d'un modèle ou d'une approche spécifique.

Le modèle de développement approprié est centré sur toutes les dimensions du développement global (physique, social, affectif et cognitif), tout en répondant aux besoins des parents. Il vise à assurer la sécurité, les soins et l'éducation des jeunes enfants. Le concept de développement approprié comprend deux dimensions définies comme suit :

> **Approprié à l'âge** : les recherches en développement humain montrent qu'il existe des séquences de croissance universelles et prévisibles ainsi que des changements communs dans les neuf premières années de la vie. Ces séquences prévisibles surviennent dans toutes les dimensions du développement. La connaissance d'un développement typique procure un cadre grâce auquel le personnel éducateur prépare l'environnement d'apprentissage et planifie des expériences appropriées à chaque groupe d'âge.

1. National Association for the Education of Young Children (1987). *Appropriate Practice in Early Childhood Programs Serving Children from Birth Through Age*, Washington, NAYEC ; Lorraine Dunn et Susan Kontos (1997). *Developmentally Appropriate Practice : What does Research Tell Us ?*, Chicago, Children's Research Center, University of Illinois.

Approprié à l'individu : chaque enfant est unique. Il possède un rythme de croissance qui lui est propre, une personnalité, un style d'apprentissage et un vécu dans sa famille. Le curriculum ainsi que les relations adultes-enfants doivent répondre aux différences individuelles. Étant donné que chez le jeune enfant les apprentissages résultent des interactions entre ses conceptions des choses et ses expériences avec le matériel, les idées et les gens, ces expériences doivent s'arrimer aux habiletés de chaque enfant, tout en stimulant ses intérêts et sa compréhension.

1.1. Les principes

La philosophie de ce modèle est basée sur le respect des séquences universelles de développement en fonction des changements qui se réalisent dans les premières années de la vie. Il s'appuie sur la prémisse suivante : bien que la qualité d'un programme dépende de plusieurs facteurs, un des éléments déterminants est la mise en application de la connaissance du développement de l'enfant. Il met l'accent sur l'unicité de l'enfant, sur l'intégration des apprentissages, sur le jeu et sur le respect des différences individuelles. Il insiste sur la qualité des relations adulte-enfant. Ainsi, il importe que les adultes répondent rapidement et attentivement aux besoins et désirs des enfants, qu'ils établissent avec eux des communications ouvertes et qu'ils respectent véritablement l'enfant.

Le jeu représente pour l'enfant le véhicule premier de son développement ; il lui permet de passer d'un stade de développement à l'autre. Ainsi, les jeux choisis et dirigés par l'enfant et soutenus par le personnel éducateur sont une composante essentielle d'un programme de développement approprié.

Dans le tableau 8, la National Association for the Education of Young Children (NAYEC) reprend l'ensemble des principes qui guide le modèle de développement approprié et les traduit dans la pratique.

Tableau 8
Modèle de développement approprié : principes et pratiques

Principes	*Pratique*
Les enfants apprennent lorsque leurs besoins physiques sont satisfaits et qu'ils se sentent en sécurité.	Le programme de développement approprié (PDA) respecte les besoins biologiques. Par exemple, les enfants ne sont pas faits pour s'asseoir pendant de longues périodes de temps. Le PDA met l'accent sur des périodes de jeux actifs et des périodes de repos et de calme. L'environnement est sécuritaire et chacun y est accepté.
Les enfants construisent eux-mêmes leurs connaissances.	La construction de la connaissance est le résultat d'interactions dynamiques entre l'individu et l'environnement social et physique. Les enfants apprennent par expérimentation et par essais et erreurs. Ils doivent formuler leurs propres hypothèses et sans cesse les vérifier à travers un processus mental et la manipulation physique, en observant ce qui se produit, en comparant leurs découvertes, en posant des questions, en trouvant des réponses et en intégrant les nouvelles informations.
Les enfants apprennent grâce aux interactions avec les adultes et les pairs.	Le personnel éducateur encourage les relations avec les pairs et les adultes en les soutenant dans leurs efforts, tout en les encourageant à fonctionner de façon autonome. Le rôle du personnel éducateur en est un de soutien, de guide et de facilitateur dans le développement et les apprentissages.
Les enfants apprennent par le jeu	Le jeu procure des occasions d'explorer, d'expérimenter, de manipuler qui sont essentielles à la construction des apprentissages et qui contribuent au développement d'idées. Lorsqu'ils jouent, les enfants examinent et raffinent leurs apprentissages à la lueur des rétroactions qu'ils reçoivent de leur environnement et des personnes. C'est grâce au jeu que les enfants développent leur imagination et leur créativité. De plus, le jeu contribue à leur développement social, affectif et intellectuel.

Tableau 8
Modèle de développement approprié : principes et pratiques *(suite)*

Principes	*Pratique*
La curiosité et les intérêts des enfants motivent leurs apprentissages.	Les enfants ont besoin de donner un sens à leurs expériences. Le personnel éducateur relève ce qui intéresse les enfants et les incite à résoudre ensemble des problèmes. Les activités sont basées sur les intérêts des enfants, ce qui engendre la motivation et le plaisir d'apprendre.
Le développement humain et les apprentissages sont caractérisés par des variations individuelles.	Il est normal de s'attendre à une grande variété de façons individuelles d'apprendre. Chaque être humain a un rythme de développement, un style d'apprentissage, des expériences personnelles et un bagage culturel.

Source : S. Bredekamp *et al.* (1992). *Early Childhood Education*, Oak Brook, North Central Regional Educational Laboratory.

1.2. Les objectifs

La philosophie à la base de ce modèle se traduit dans les objectifs suivants :

- Engager les enfants dans des apprentissages concrets et des explorations actives de l'environnement.
- Procurer des occasions d'exercer des choix face aux expériences d'apprentissage afin que les enfants s'impliquent dans une tâche et choisissent avec qui ils vont travailler.
- Organiser un environnement flexible qui permet aux enfants de travailler seul, en petits groupes ou en grand groupe.
- Soutenir les enfants grâce à des observations et une évaluation adéquate et pertinente.
- Permettre aux enfants de profiter d'interactions avec un personnel éducateur dynamique.
- Permettre aux enfants de s'engager dans des expériences multidisciplinaires.
- Développer, favoriser et encourager la créativité.

- Développer, chez les enfants, des habiletés à comprendre et à respecter les sentiments des autres et à entrer en relation.
- Fournir aux enfants des activités basées sur leurs intérêts, sur la pertinence des apprentissages et directement liées à leurs expériences dans leur famille, leur voisinage et leur groupe culturel.

1.3. Le curriculum

La détermination d'un contenu approprié repose sur la perception que le développement et les apprentissages sont propres à chaque individu. Ainsi, il n'est pas souhaitable d'établir des attentes uniformes selon l'âge. Toutefois, il est possible de relever certains paramètres qui guident les décisions dans l'élaboration des objectifs et des attentes visées par le curriculum. Pour apprendre quelque chose de nouveau, les enfants doivent prendre conscience, explorer, questionner, utiliser et mettre en application. Cette démarche d'apprentissages formels se produit sur une période de temps et se distingue des apprentissages informels et spontanés.

En plus d'être axé sur l'âge et sur l'individualité, un curriculum de développement approprié est planifié à partir des besoins, des intérêts et du rythme de développement de chaque enfant ; ce curriculum vise le développement global. Les apprentissages ne surviennent pas dans le cadre de sujets ou de thèmes étroitement définis ou axés sur une seule dimension du développement. Au contraire, le développement et les apprentissages représentent un processus intégré. Ainsi, une activité qui stimule une dimension du développement a forcément un impact sur les autres dimensions.

Les apprentissages du jeune enfant se réalisent lorsqu'il dirige lui-même ses activités et ses jeux. Il a un sentiment de réussite lorsqu'il est engagé dans une tâche qu'il a lui-même définie. Ainsi, ce type d'apprentissage ne fait pas l'objet de jugement de la part de l'adulte en fonction de sa vision de la réussite ou de l'échec. À cet égard, le produit fini, les solutions « correctes », selon les critères des adultes, ne permettent pas de juger si un apprentissage est réalisé. Les activités incluses dans le curriculum sont pensées en fonction des habiletés croissantes, de la créativité et de l'implication de l'enfant. Comme les enfants ont besoin d'apprendre de l'environnement extérieur et d'expérimenter la liberté qu'il procure, les activités extérieures sont essentielles et font partie du curriculum. Au même titre que les activités intérieures, elles sont planifiées et non pas uniquement pensées comme des moments pour dépenser de l'énergie.

1.4. Les apprentissages et le matériel

Chez l'enfant, les interactions avec le matériel et avec les gens résultent toujours en un apprentissage. Les activités d'apprentissage et le matériel sont concrets, réels et pertinents à la vie de l'enfant. Celui-ci a besoin de jouer avec des objets et de vivre des situations réelles avant d'être capable de comprendre la signification de symboles tels les lettres et les chiffres. Les apprentissages se produisent lorsque l'enfant touche, manipule et expérimente avec les choses et interagit avec les gens. Durant la petite enfance, l'enfant intègre graduellement les concepts et développe le langage qui le rend apte à comprendre des informations de plus en plus abstraites et symboliques. À ces apprentissages s'ajoutent des responsabilités lors des routines, des interactions positives et des occasions de résoudre des problèmes avec les pairs et les adultes.

En ce qui concerne le matériel, la NAYEC s'oppose aux modèles commerciaux ou préfabriqués par les adultes (p. ex., les cahiers à colorier) et qui doivent être reproduits ou copiés par les jeunes enfants. À son avis, les éléments de base à inclure au curriculum sont les suivants :

- Le sable, l'eau et la glaise ainsi que des accessoires permettant leur utilisation.
- Les casse-tête avec un nombre variable de morceaux.
- Une variété de petits objets à manipuler.
- Du matériel favorisant les jeux dramatiques.
- Une variété d'équipements et de matériels permettant l'exploration scientifique.
- Des livres et des cassettes de musique ; du papier de toutes sortes ; des pinceaux, des crayons, des marqueurs, etc., et tout le matériel pouvant stimuler la créativité.
- De l'équipement pour développer la motricité globale.
- Les sorties.

1.5. Le personnel éducateur

Le personnel éducateur utilise ses connaissances du développement de l'enfant pour choisir tant les activités et le matériel que les interventions appropriées à un groupe d'âge donné. Ces connaissances sont parallèlement utilisées pour comprendre le développement individuel, les forces, les intérêts et les expériences de chacun, pour planifier un environnement d'apprentissage le mieux adapté possible à chaque enfant. Bien que le contenu du curriculum soit déterminé par plusieurs facteurs tels que la tradition du milieu, les sujets ou thèmes traités, les valeurs sociales et culturelles et les attentes des parents, les stratégies de contenu et d'apprentissages doivent d'abord tenir compte de l'âge des enfants et de leurs caractéristiques individuelles.

Le personnel éducateur est celui qui stimule la motivation et facilite la réussite d'une tâche en apportant du soutien, de l'attention, de la proximité physique et des encouragements verbaux. Il reconnaît que l'enfant apprend par essais et erreurs. À cet égard, le personnel éducateur analyse le problème avec l'enfant, l'encourage à essayer à nouveau ou à trouver des solutions de rechange. Il planifie des activités dans lesquelles plusieurs réponses sont possibles et valorise les réponses de chaque enfant.

Le personnel éducateur est attentif aux signes de tension dans le comportement de l'enfant et connaît des moyens pour réduire le stress dans différentes situations. Il met l'accent sur le développement de l'estime de soi en respectant, acceptant et réconfortant les enfants, indépendamment de leurs comportements. Le personnel éducateur ne crie jamais après les enfants, ne les néglige pas, ne leur inflige aucune douleur physique ou affective. Il n'utilise jamais les critiques négatives, les sarcasmes, les blâmes, les insultes, les menaces ou les punitions humiliantes.

Le personnel éducateur développe chez l'enfant le contrôle de soi. Cette notion s'acquiert lorsque :

- Les adultes traitent l'enfant avec dignité et respect.
- Les règles et consignes sont claires, consistantes et justes.
- Les erreurs sont perçues comme des occasions d'apprentissage.
- Les comportements jugés inacceptables sont redirigés positivement.
- Les sentiments et les frustrations des enfants sont écoutés et pris en considération.
- Les enfants sont amenés à résoudre des conflits et des problèmes par eux-mêmes.

Étant donné qu'il est responsable des enfants, en tout temps, le personnel éducateur assure une supervision adéquate, tout en planifiant des moyens de rendre les enfants de plus en plus autonomes.

1.6. Les interactions

Les interactions adultes-enfants sont également essentielles à un modèle de développement approprié. Ainsi, le personnel éducateur doit répondre de façon positive aux besoins, aux questions et aux messages des enfants. Il doit être chaleureux, attentif, à l'écoute et réconfortant. En tout temps, le personnel éducateur doit être conscient qu'il représente un modèle pour l'enfant. Aussi, doit-il mettre l'accent sur le développement d'habiletés de communication chez cet enfant. Celui-ci acquiert ces habiletés en écoutant et en parlant ainsi qu'en portant attention à la réponse des adultes. Les habiletés de communication s'appuient sur le désir d'utiliser le langage pour exprimer ses besoins, ses sentiments, ses joies et pour résoudre un problème.

Dans le cadre d'une démarche formelle d'apprentissage, les rôles de l'enfant et du personnel éducateur peuvent se résumer comme dans le tableau de la page suivante.

1.7. L'observation et l'évaluation

Le curriculum est planifié à partir des observations du personnel éducateur. Les objectifs visés par l'observation sont basés sur l'évaluation des besoins, des forces et des intérêts de chaque enfant, selon l'âge. Par exemple, le vécu et la culture de la famille, les façons d'interagir de chaque enfant, ses jeux sont pris en considération et insérés dans le curriculum pour les adapter et les élargir à tous les enfants du groupe.

Pendant que les enfants travaillent avec du matériel ou font des activités, le personnel éducateur écoute, observe et interprète le comportement des enfants. Cela lui permet de faciliter les apprentissages et de maintenir l'implication de l'enfant en posant des questions, en faisant des suggestions ou en ajoutant du matériel ou des idées plus complexes.

L'évaluation du développement et des apprentissages de chaque enfant est essentielle à la planification et à la mise en application d'un modèle de développement approprié. Toutefois, l'évaluation exige de la prudence afin de prévenir la discrimination et d'assurer la fiabilité

Tableau 9

Rôle de l'enfant et du personnel éducateur dans le cadre d'une démarche formelle d'apprentissage

Ce que l'enfant fait	*Ce que le personnel éducateur fait*
Prise de conscience • Expérimente. • Acquiert un intérêt. • Reconnaît des paramètres plus larges. • Prête attention. • Perçoit.	• Crée un environnement. • Procure des occasions d'apprentissage en introduisant de nouveaux objets, événements, personnes. • Suscite l'intérêt en posant des problèmes ou des questions. • Répond aux intérêts et expériences. • Montre de l'intérêt, de l'enthousiasme.
Exploration • Observe. • Explore le matériel. • Amasse l'information. • Découvre. • Se représente. • Trouve et comprend les composantes. • Construit sa propre compréhension. • Applique ses propres règles. • Crée une signification personnelle.	• Facilite, soutien et accroît l'exploration. • Prolonge le jeu. • Décrit l'activité de l'enfant. • Pose des questions ouvertes telle la suivante : « Que peux-tu ajouter ? » • Respecte la pensée de l'enfant et les règles qu'il applique. • Permet des erreurs constructives.

Tableau 9
Rôle de l'enfant et du personnel éducateur dans le cadre d'une démarche formelle d'apprentissage *(suite)*

Ce que l'enfant fait	*Ce que le personnel éducateur fait*
Questionnement • Examine. • Recherche. • Propose des explications. • Centre son attention. • Compare sa façon de penser avec celle des autres. • Généralise. • Réalise un retour sur les apprentissages antérieurs. • Modifie sa façon de penser.	• Aide à raffiner la compréhension. • Guide l'enfant, centre l'attention. • Pose des questions plus précises comme celles-ci : « Quelle autre chose fonctionne ainsi ? Qu'arrivera-t-il si… ? » • Procure de l'information si elle est requise. • Aide à faire des liens. • Alloue du temps pour d'autres recherches.
Mise en application • Utilise les nouveaux apprentissages de plusieurs façons, les apprentissages deviennent fonctionnels. • Reproduit les apprentissages de différentes façons. • Applique les apprentissages dans de nouvelles situations. • Formule de nouvelles hypothèses et répète le cycle.	• Crée des moyens pour la mise en application dans la réalité. • Aide l'enfant à appliquer les apprentissages dans des situations nouvelles. • Procure des situations significatives à la mise en application des nouveaux apprentissages.

Source : S. Bredekamp *et al.* (1992). *Early Childhood Education*, Oak Brook, North Central Regional Educational Laboratory.

des données recueillies. Ainsi, les tests qui mesurent les habiletés « académiques » ou cognitives ne doivent pas être utilisés. L'évaluation doit avoir pour objectif d'évaluer l'efficacité du curriculum.

L'observation et l'évaluation sont utilisées pour connaître les besoins spéciaux des enfants afin d'en informer les familles et de les diriger vers des ressources professionnelles. De plus, l'identification de besoins spéciaux permet d'ajuster le curriculum en fonction d'eux.

1.8. Les relations avec les parents

Pour assurer la réussite d'un modèle de développement approprié, le personnel éducateur doit travailler en partenariat avec les familles et communiquer régulièrement avec les parents. Ceux-ci ont le droit et la responsabilité de partager les décisions concernant les soins et l'éducation de leur enfant. Ils sont donc encouragés à observer et à participer. Il revient au personnel éducateur d'établir et de maintenir des contacts fréquents avec les familles. La communication entre la famille et le personnel éducateur vise la cohérence et la stabilité entre les deux milieux de vie de l'enfant, et la planification conjointe entre la famille et le personnel éducateur facilite le processus de socialisation de l'enfant.

Le partage mutuel d'informations concernant les besoins individuels d'un enfant et son rythme de développement représente pour les deux milieux une aide précieuse, et la communication régulière et la compréhension du développement de l'enfant permettent de résoudre ensemble des difficultés concernant les comportements et la croissance.

Bon nombre d'auteurs ont élaboré leur propre version du modèle de développement approprié originairement conçu par la NAYEC. À partir de diverses bases théoriques et de la façon dont ils perçoivent l'éducation des jeunes enfants, certains modèles mettent l'accent sur le développement cognitif, d'autres sur le concept de soi, d'autres encore sur la compréhension du développement de l'enfant. Certes, ces modèles ont de nombreux aspects en commun. Toutefois, il est intéressant de voir les différentes perceptions et, parfois, de relever certaines contradictions.

Modèle de développement approprié (Developmentally Appropriate Model)

Principes	*Curriculum*	*Personnel éducateur*
• Respect des séquences et de l'unicité. • Intégration des dimensions du développement global. • Apprentissage par le jeu (l'enfant a besoin de jouer avant de comprendre la signification des symboles). • Interactions avec le matériel et les gens résultent toujours en un apprentissage. • Accent mis sur la qualité des relations adulte-enfant (respect, réponses aux besoins, communication ouverte…). • Importance de la participation des parents au processus de décisions.	• Axé sur les connaissances du développement global (processus intégré) et la connaissance de chaque enfant. • Activités et jeux initiés par l'enfant et soutenus par le personnel éducateur. • Activités et matériels concrets, réels et pertinents à la vie de l'enfant (rejet matériel préfabriqué et commercial). • Activités extérieures planifiées.	• Constitue un modèle pour l'enfant. • Porte attention aux besoins, questions, messages des enfants et valorise les réponses de chaque enfant. • Est à l'écoute des sentiments et des frustrations des enfants et les prend en considération. • Stimule, soutient et guide les apprentissages. • Reconnaît que l'enfant apprend par essais et erreurs. • Ne formule jamais de critiques négatives, de sarcasmes, insultes, menaces et punitions humiliantes, mais redirige positivement les comportements jugés inacceptables. • Amène les enfants à résoudre des conflits et des problèmes par eux-mêmes. • Observe et évalue pour vérifier l'efficacité du curriculum, l'améliorer et relever les besoins spéciaux afin de modifier le curriculum.

2. L'APPROCHE AXÉE SUR LE CONCEPT DE SOI

Cette approche[2] reprend les éléments sur lesquels repose le modèle de développement approprié. Toutefois, dans son application, elle met l'accent sur le **concept de soi** qui sert de fil conducteur à l'ensemble du curriculum.

2.1. La philosophie

Ce concept représente la perception qu'on a de soi-même; il exprime l'estime de soi. Les jeunes enfants sont à une étape de leur vie où ils développent ce concept et lors de laquelle les adultes qui les entourent les aident à bâtir et à rehausser leur image. Un sain développement affectif dépend d'une vision positive de soi. La confiance en soi naît de la réussite des expériences. Ainsi, les expériences qui mettent l'accent sur l'unicité, l'individualité et la valeur aident les enfants à développer des sentiments positifs à l'égard de leur sexe, leur culture, leur origine ethnique. C'est grâce aux interactions, aux activités et aux efforts de coopération avec les parents que le personnel éducateur aide les enfants à bâtir un concept de soi positif.

2.2. Le curriculum

Le concept de soi représente un cadre servant à aider le personnel éducateur à planifier le curriculum. Celui-ci se divise en quatre parties : l'enfant (situé au centre), sa maison et sa famille, ses amis et le service de garde, la communauté et les ressources communautaires. Chaque partie est subdivisée en sections : l'identité, les rôles et relations, l'environnement, le mouvement, la sécurité, la santé, l'alimentation et les communications.

Ce curriculum se dit unique dans son contenu qui offre au personnel éducateur une progression dans les apprentissages des jeunes enfants. Reposant sur des principes solides du développement global de l'enfant, il est axé sur le développement, pertinent pour les jeunes enfants, ordonné, séquentiel, adaptable et socialement orienté.

---

2. Eva L. Essa et Penelope Royce Rogers (1992). *An Early Childhood Curriculum. From Developmental Model to Appplication*, Albany, New York, Delmar Publishers.

Axé sur le développement : il tient compte des types d'expériences qui augmenteront le développement des enfants, de ce qui les intéresse et qui est pertinent pour eux. Il met également l'accent sur la façon dont ils apprennent. Il est structuré pour atteindre toutes les dimensions du développement global : physique, sociale, affective, cognitive, langagière et créative. Les sujets choisis ou les thèmes sont appropriés au développement des enfants. Ils visent les apprentissages de ce qui leur est familier et important, en commençant par leur identité, leur famille, leurs expériences et leur entourage immédiat. Le curriculum s'appuie sur des méthodes de développement approprié à travers des expériences actives et concrètes que les enfants comprennent.

Pertinent pour les jeunes enfants : les jeunes enfants apprennent par des choses concrètes. Ainsi, leurs expériences doivent inclure ce qui est observable et tangible. La plupart des choses dans leur environnement sont observables et les enfants peuvent les assimiler de façon concrète. Les personnes, les endroits et les événements loin du temps et de l'espace sont abstraits. Ainsi, la majorité des jeunes enfants ne peuvent comprendre que des concepts tels la géographie et l'histoire. Le curriculum axé sur le concept de soi demeure concret, tout en permettant d'aller au-delà de ce qui est familier.

Ordonné : les enfants apprennent du « dedans au dehors », c'est-à-dire que les apprentissages viennent d'eux-mêmes et du monde qui les entoure. Ils doivent d'abord apprendre ce qui leur est familier avant d'apprendre ce qui leur est étranger. Ce qui est le plus près d'eux est aussi le plus familier : leur identité, leur corps, ensuite leur famille et leur maison. À mesure qu'ils grandissent, leur monde s'étend pour inclure le service de garde, le personnel éducateur, les amis, la communauté dans laquelle ils vivent et les personnes qui la composent. Le curriculum axé sur le concept de soi suit cette progression ordonnée du développement en mettant l'accent sur ces quatre éléments : l'enfant, la famille, le service de garde et la communauté.

Séquentiel : les nouveaux apprentissages sont basés sur des apprentissages antérieurs. Les concepts déjà intégrés donnent un sens aux nouveaux apprentissages. Ceux-ci se développent dans des apprentissages plus complexes, soit du concret à l'abstrait. Par exemple, les enfants doivent d'abord voir et toucher à un agneau avant de vraiment comprendre des histoires et des chansons d'agneaux ou, de façon plus abstraite, de reproduire un agneau à travers un mouvement créatif ou à travers les arts. Le curriculum se construit soigneusement sur cette séquence : activités concrètes, activités semi-concrètes et activités abstraites.

Adaptable : le personnel éducateur peut adapter ce curriculum à la culture et à la vie des enfants, selon leur âge. À mesure qu'ils grandissent, les enfants vivent de plus en plus d'expériences qui donnent lieu à de nouveaux apprentissages.

Orienté socialement : les jeunes enfants sont très égocentriques dans les premières années de leur vie. Leur monde et leurs apprentissages immédiats sont centrés sur eux-mêmes, en même temps qu'ils apprennent à être plus conscients et à participer avec les autres. Bien qu'ils se considèrent le centre du monde, ce monde est basé sur des interrelations. Ainsi, le curriculum met l'accent sur les interrelations et les besoins d'interactions avec la famille, le service de garde et la communauté.

Ce curriculum est significatif pour les enfants puisqu'il suit leur développement naturel de façon ordonnée et séquentielle. Il est aussi significatif pour le personnel éducateur puisqu'il procure un cadre logique à la planification en incluant la compréhension du développement de l'enfant et des principes de l'éducation à la petite enfance. Il est aussi pratique, facile à suivre et plein d'idées valables.

Compte tenu de l'importance des premières années de la vie, il est essentiel qu'un programme à la petite enfance accroisse le développement et qu'il soit positif, aidant, chaleureux et stimulant. Plus l'environnement et le programme sont basés sur la connaissance et la compréhension du développement des jeunes enfants et de leurs besoins, plus les objectifs seront facilement atteints. Ainsi, un curriculum bien planifié et axé sur le développement est indispensable pour la croissance des jeunes enfants.

Dans la planification du curriculum, le personnel éducateur doit se rappeler que le rythme de développement varie d'un enfant à l'autre. Les différences individuelles dépendent de la personnalité, des styles cognitifs, des antécédents familiaux et de l'histoire de chaque enfant. La planification n'est donc pas basée sur le profil moyen des enfants, mais tient compte des besoins individuels et des caractéristiques de chaque enfant. La planification met en outre l'accent sur le jeu et les activités qui développent la motricité fine et globale, l'apprentissage des concepts, la résolution de problèmes, la différenciation entre la réalité et la fantaisie, l'acquisition du langage, le développement socioaffectif et la créativité. Le jeu spontané est fortement encouragé.

L'approche axée sur le concept de soi fait ressortir l'importance de planifier des horaires afin de donner un cadre aux activités de la journée. Sans être rigide, cette planification procure un portrait flexible de ce qui se passera dans la journée. Des activités telles du temps en grand groupe et en petits groupes, des blocs d'activités, des activités à l'extérieur, du temps de rangement, du temps pour les repas, les collations et le repos sont incluses dans le quotidien. Il importe aussi d'établir des séquences d'activités pour faciliter les apprentissages.

2.3. Les objectifs

Les objectifs visés renvoient à l'importance pour le personnel éducateur de savoir où il s'en va et ce qu'il veut atteindre avant de planifier des activités. Un curriculum ne sert à rien s'il ne comprend pas d'objectifs. Sans objectifs, on parle de passer le temps en proposant aux enfants une série d'activités dénuées de but. Lorsque le personnel éducateur comprend le développement, les besoins et les intérêts des enfants, il est en mesure d'élaborer des objectifs. Un objectif englobe les connaissances, les habiletés, les apprentissages et les résultats que les enfants sont susceptibles d'atteindre en participant à une ou plusieurs activités. Les types d'objectifs visés sont reliés :

- aux activités (sujets, thèmes) ;
- au développement (physique, sensoriperceptuel, cognitif, langagier, socioaffectif et créatif) ;
- au contenu et au matériel à expérimenter et à explorer ;
- au comportement, soit ce qui est attendu des enfants dans un contexte ou une situation donnés.

Les objectifs reliés au développement visent à définir comment les activités soutiennent et accroissent le développement. Les objectifs de contenu sont plus spécifiques, car ils visent à donner un sens au curriculum. Les objectifs reliés aux activités visent à donner un sens à une activité, à un sujet ou un thème. Ces objectifs permettent d'évaluer chacun des éléments qui composent le programme.

2.4. Le rôle du personnel éducateur

Tout ce que fait le personnel éducateur a une incidence sur le développement du concept de soi. Celui-ci naît de l'image qui est reflétée par les autres et plus particulièrement par des adultes significatifs. La responsabilité première du personnel éducateur est donc de créer un environnement chaleureux et sécuritaire. Lorsqu'ils se sentent en sécurité et que leur autonomie croissante est reconnue et respectée, les enfants sont libres d'explorer, d'interagir et d'apprendre avec leurs pairs et les adultes ainsi que par l'utilisation du matériel et la participation aux activités.

La tâche la plus importante du personnel éducateur est la planification quotidienne, qui exige du temps et de la réflexion. Toutefois, les résultats en valent la peine. Le personnel éducateur représente le moteur de la planification et de la mise en application du curriculum. C'est précisément son engagement, avant et pendant sa journée de travail, qui contribue à assurer un programme de qualité.

Le matériel prévu chaque jour est soigneusement préparé. Le personnel éducateur maîtrise les concepts qu'il transmet afin de pouvoir les expliquer aux enfants et répondre à leurs questions. Ainsi, il se prépare à cet égard, entre autres, par des lectures.

2.5. L'environnement physique

L'approche axée sur le concept de soi privilégie l'organisation de l'environnement physique en centres d'apprentissage définissant les types d'activités qui y sont réservés. De tels centres accroissent l'autonomie des enfants, leurs capacités de prendre des décisions et de planifier. Ils permettent aux enfants de travailler en petits groupes dans lesquels il y a plus d'apprentissages spontanés et plus de possibilité de recevoir une attention individuelle. Pour le personnel éducateur, les centres d'apprentissage facilitent la planification et la mise en application du curriculum. Le type de centres d'apprentissage est déterminé par l'espace et le matériel disponibles ainsi que par les enfants et le personnel éducateur. Les centres les plus importants sont : les arts, le jeu dramatique, les blocs, les livres et le langage, la manipulation et la motricité globale. Si l'espace le permet, il est intéressant d'ajouter la musique, les sciences, la menuiserie, la cuisine, etc.

2.6. Les relations avec les parents

Le personnel éducateur partage avec les parents la philosophie qui valorise le concept de soi. Les échanges verbaux et les contacts avec les parents, l'affichage des travaux des enfants, l'organisation de l'environnement, bref, tous les messages aux parents laissent voir que le service de garde valorise les enfants. Les parents ont besoin d'entendre souvent que chaque enfant est apprécié et considéré comme un individu compétent, capable et unique.

Approche axée sur le concept de soi		
Principes	*Curriculum*	*Personnel éducateur*
• L'enfant est l'élément central. • Le concept de soi (perception, estime et confiance en soi) est à la base de cette approche. • Respect de l'unicité. • Importance des interrelations et des interactions.	• Axé sur le rythme de développement, les différences individuelles, le développement global. • Basé sur des horaires procurant un cadre aux activités de la journée.	• Prépare quotidiennement les activités d'apprentissage en fonction des besoins, intérêts et différences. • S'appuie sur le concept de soi pour planifier le curriculum et définir les objectifs. • Crée un environnement chaleureux et sécuritaire.

3. L'APPROCHE ÉCOLOGIQUE

Dans un livre intitulé *Developmentally Appropriate Programs in Early Childhood Education,* les auteurs[3] expliquent les principales caractéristiques d'une approche qui met l'accent sur la compréhension de l'enfant. Ils soulignent l'importance de comprendre les différents contextes dans lesquels celui-ci évolue. Ils s'appuient sur **l'approche écologique,** élaborée par Uri Bronfenbrenner, qui met en relief les influences de divers milieux sur le développement de l'enfant.

3.1. Les principes

L'approche écologique a le mérite de bien saisir les influences de divers milieux sur le développement de l'enfant. Chaque enfant est unique. Pour comprendre son unicité, il importe de voir dans quel contexte il se situe et de saisir les divers lieux d'influence.

3. Marjorie J. Kostelnik, Anne K. Soderman et Alice Phipps Whiren (1993). *Developmentally Appropriate Programs in Early Childhood Education,* New York, Macmillan.

L'enfant est influencé par son **contexte biologique** qui comprend sa famille et son héritage génétique (sexe, tempérament, rythme de développement intellectuel, affectif et physique). La famille est l'élément qui a la plus grande influence sur l'enfant. Elle est la première responsable tant de la satisfaction de ses besoins physiques que de sa socialisation. Les membres de la famille procurent à l'enfant ses premières relations sociales, ses modèles de comportement et ses rôles, ainsi que ses valeurs et ses croyances. En ce qui concerne son héritage génétique, l'enfant naît avec des prédispositions pour agir sur son environnement, ses apprentissages et pour chercher des stimulations sociales qui le relient à d'autres personnes. Parce qu'il vient au monde unique, tous ces éléments combinés créent un contexte spécifique dans son développement ultérieur.

L'enfant est également influencé par son **environnement immédiat**. Cet environnement comprend les personnes qui l'entourent, incluant la famille élargie, les situations, les ressources et les objets avec lesquels il est en contact. À sa naissance, le contexte dominant est celui de sa famille. Au fur et à mesure que l'enfant vieillit s'ajoutent d'autres contextes tels que le service de garde, le voisinage et l'école.

Le **contexte socioéconomique** a aussi une influence sur le développement de l'enfant. Cette influence, bien que souvent indirecte, demeure profonde. Par exemple, il a été démontré que les enfants vivant en milieu défavorisé sont souvent considérés plus à risque que d'autres.

Les individus, les familles, les milieux d'apprentissage, les communautés se situent dans une société et une culture. Le **contexte socioculturel** a donc une influence sur les valeurs, les normes et les croyances qui guident les institutions (loi, économie, religion, systèmes politiques) ainsi que sur d'autres structures sociales telles les classes sociales.

D'une culture à l'autre, il est possible de relever de nombreuses variations quant à la façon dont les individus entrent en relation, à la signification du temps, aux types de personnalité les plus valorisés, aux interactions avec la nature, etc. Certaines cultures mettent l'accent sur la coopération alors que d'autres valorisent la compétition. Certaines interprètent le comportement autonome de l'enfant de façon positive alors que d'autres le perçoivent comme irrespectueux. Le système de valeurs qui prévaut dépend de la culture dans laquelle l'enfant évolue.

L'enfant ne vit ni dans un cocon, ni dans une bulle : il fait partie intégrante d'une société au même titre que les adultes. Certes, il est dépendant d'eux, mais cette dépendance fait en sorte que son éducation repose sur des principes prônés par la société dans laquelle il vit. Cette société est organisée en fonction, par exemple, de lois et de politiques reposant sur les croyances, idéologies et valeurs qui lui sont propres. L'enfant et ses parents ne sont pas directement impliqués dans l'élaboration de ces lois et politiques ni dans les prises de décisions, toutefois, celles-ci ont une influence directe sur leur vécu. L'enfant et ses parents fréquentent des milieux autres que la famille. Ils sont en contact avec des pairs, des parents, des voisins, etc., qui eux aussi exercent une influence sur le vécu des membres de la famille. Enfin, dans la famille se retrouvent de multiples facteurs qui influent sur le développement de l'enfant : la structure familiale, la fratrie, son rang dans la famille, les relations, le climat, l'environnement physique, etc.

Le tableau et la figure présentés dans les pages suivantes permettent de saisir l'ensemble des systèmes décrit par l'approche écologique.

Tous ces contextes sont interreliés et s'interinfluencent. De plus, si l'on admet que les enfants ne sont pas des récepteurs passifs, malgré l'influence de divers contextes, on sait qu'ils contribuent activement à leur propre développement et à la création de contextes dans lesquels ils vivent et apprennent. La compréhension des interrelations entre les différents contextes permet au personnel éducateur de mieux comprendre l'enfant. Ainsi, le personnel éducateur doit prendre en considération toutes ces interactions afin d'intervenir de façon adéquate auprès de chaque enfant. Il doit reconnaître son unicité et s'assurer en tout temps de porter l'attention nécessaire à chacun. Le personnel éducateur doit planifier un programme en fonction des besoins des enfants et de leurs familles. Ce programme, tout en prenant en considération les aspects socioéconomiques, religieux et multiculturels, doit offrir aux enfants un environnement qui tient compte de tous ces éléments.

3.2. Le curriculum

Dans la planification du curriculum, les activités et les routines ainsi que les stratégies et les attentes sont en lien avec le développement global. Comme toutes les dimensions du développement ont une importance égale, les expériences sont intégrées et visent à faire participer les enfants à des activités qui intègrent à la fois les dimensions intellectuelles, physiques, langagières, affectives et sociales.

Le curriculum comprend des expériences éducatives bien organisées. Dans sa forme écrite, on y retrouve les objectifs, stratégies et activités d'apprentissage visant à soutenir le développement global

Tableau 10
Approche écologique

Macrosystème	**Ensemble des croyances, idéologies, valeurs sociales sur la famille (rôles et attentes), l'éducation, l'enfant (sa place, son importance), les services de garde (rôle et attentes), les relations adulte-enfant, etc.** – Constitue la toile de fond sur laquelle reposent les relations. – Dicte l'ensemble des conduites reconnues comme socialement « acceptables ». – Représente les attentes globales de la société. – Assure la cohérence sociale.
Exosystème	**Ensemble des lieux qui influencent la vie quotidienne, mais dans lesquels les acteurs sociaux ne sont pas directement impliqués, mais subissent une influence qui touche et modifie leurs relations. Par exemple :** – Les grandes institutions (État, Église, école...). – L'appartenance sociale (milieu favorisé, moyen, défavorisé – scolarité antérieure...). – Lois et politiques. – Lieux de décision (gouvernement, conseils d'administration de compagnies, syndicats...). – Les médias d'information (journaux, télévision, radio...), etc.
Mésosystème	**Ensemble des interrelations entre les divers lieux de participation qui influencent les relations entre les acteurs sociaux impliqués quotidiennement dans ces milieux. Par exemple :** – Le milieu de travail (fonctions, contexte, conditions...). – La vie de quartier (contexte et appartenance sociale). – La parenté et le réseau d'amis (relations, soutien...). – Le service de garde (type, mode, qualité, satisfaction, relation avec l'éducatrice, le personnel, les pairs...). – L'école, etc.

Tableau 10
Approche écologique *(suite)*

Microsystème	**Ensemble des relations et des interactions dans le milieu de vie immédiat. Facteurs d'influence :** – La structure (biparentale, monoparentale, recomposée et nombre d'enfants). – La personnalité de chacun des membres. – Les rôles de chacun et les attentes. – Le climat (serein, soutenant, conflictuel...). – La façon de gérer les conflits. – L'environnement physique (lieu de résidence, organisation). – Les relations et interactions (couple, adulte-enfant, fratrie). – Les valeurs éducatives (éducation antérieure, cohérence...). – Les compétences parentales. – Les règles (présence, absence, cohérence et constance dans l'application...).

Résumé des interactions entre les différents systèmes décrits par l'approche écologique

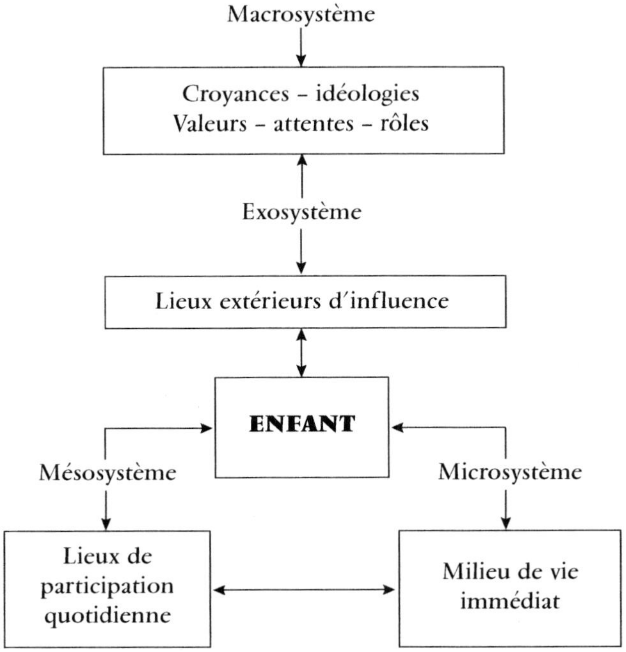

ainsi que les moyens pour évaluer les progrès des enfants et l'efficacité du programme. Ce curriculum a deux principaux objectifs : aider l'enfant à développer les connaissances, habiletés, attitudes et dispositions essentielles afin de devenir un membre heureux qui contribue à sa société et donner au personnel éducateur les outils nécessaires pour faciliter les apprentissages.

Les jeux de faire semblant sont privilégiés. Lorsque les enfants s'engagent dans de tels jeux, ils parlent, écoutent, interagissent socialement, expriment leurs émotions, explorent des attitudes, manipulent des objets, pratiquent la pensée créative, expérimentent la résolution de problèmes, utilisent leur imagination et assimilent une variété de rôles.

Le matériel engendre les apprentissages. Toutefois, en soi, il n'est pas suffisant pour les assurer. Le matériel représente un supplément au curriculum ; il doit donc être choisi en fonction des objectifs d'apprentissage.

3.3. L'horaire quotidien

Le but premier visé par la planification d'un horaire est d'assurer un contexte social dans lequel les enfants se sentent à l'aise et en sécurité. Un tel horaire comprend du temps pour que les enfants s'engagent dans une tâche sans qu'ils soient pressés de la terminer. Les routines ont leur importance parce qu'elles assurent la prévisibilité et la continuité. Dans la planification de l'horaire, le personnel éducateur prend en considération le rythme des enfants, la variété des besoins et l'organisation du groupe.

3.4. Le personnel éducateur

Le personnel éducateur garde en tête que chaque enfant a un rythme de développement qui lui est propre. Il doit donc bien comprendre les séquences normales de développement afin de motiver et stimuler les enfants de façon appropriée et d'avoir des attentes raisonnables envers chacun d'eux. Il évitera d'accélérer le processus de développement par des enseignements que les enfants ne sont pas prêts à assimiler.

Le personnel éducateur opte pour des thèmes qui soutiennent le développement de l'enfant. En effet, cette approche par thème permet aux enfants de faire des liens entre des informations parcellaires auxquelles ils sont confrontés lorsqu'ils participent à une série d'activités sans lien entre elles. Les enfants s'intéressent à un thème et explorent ses différentes facettes. Ils apprennent alors à poursuivre des idées et à aller plus loin dans la quête de connaissances. Pour le personnel éducateur, les avantages sont nombreux. Les thèmes permettent de mieux planifier des activités et les objectifs visés; il est aussi plus facile d'évaluer les progrès des enfants. Les thèmes ont également pour avantage de permettre aux parents de savoir ce sur quoi les enfants travaillent et ce qu'ils apprennent.

L'utilisation de thèmes ne se fait pas sans réflexion. Un thème doit donner aux enfants des occasions d'explorer et de découvrir. Il ne doit pas être étroit, c'est-à-dire se limiter à une ou deux activités possibles et à l'affichage de quelques décorations ou bricolages. Pour être valable, le choix d'un thème doit se rapporter à la réalité et au vécu des enfants et doit représenter un concept que les enfants peuvent explorer. Il doit aussi inclure toutes les dimensions du développement global et susciter l'intérêt et la compréhension des enfants. Des recherches préalables sont donc réalisées par le personnel éducateur.

Le choix d'un thème peut avoir plusieurs sources : les enfants eux-mêmes, un événement spécial ou inattendu, une idée du personnel éducateur, d'un parent, etc. Ce qui importe, c'est qu'un thème soit pertinent, c'est-à-dire qu'il suscite des apprentissages. Dans le choix d'un thème, on doit apporter de la nouveauté. Par exemple, bon nombre d'éducateurs choisissent, année après année, des thèmes reliés aux fêtes (Halloween, Noël, Pâques, etc.) ou aux saisons. Il convient de s'interroger pour savoir si l'exploration de ces thèmes de façon répétitive a sa raison d'être et donne vraiment lieu à de nouveaux apprentissages.

3.5. Les projets

Les projets représentent un aspect intéressant du curriculum. Ils débutent par un thème et sont instigués par les enfants et non prédéterminés par les adultes. Au fur et à mesure que le projet se déroule, l'intérêt des enfants s'accroît. Ils travaillent individuellement et en petits groupes. En consultation avec les membres du personnel éducateur, ils planifient et mettent en application leur projet. Un projet requiert des efforts soutenus et comprend un processus d'apprentissage qui permet aux enfants d'explorer, de chercher, d'émettre des hypothèses, de se remémorer, de discuter et d'évaluer leurs apprentissages. Un projet permet aussi aux enfants de planifier, de choisir des tâches, de mettre en application des habiletés et d'évaluer leurs propres progrès.

Approche écologique		
Principes	***Curriculum***	***Personnel éducateur***
Reconnaît l'influence des divers contextes sur le développement de l'enfant; permet de comprendre les éléments sur lesquels se fondent son unicité, ses besoins, ses intérêts.	• Accent mis sur le développement global. • Importance de planifier des expériences bien organisées. • Importance du développement et du contexte social. • Horaires souples. • Privilégie les jeux de faire semblant.	• Planifie en fonction des besoins des enfants et de leur famille. • Respecte le rythme de développement. • Planifie à partir de thèmes et de projets. • Évalue les progrès des enfants et l'efficacité du curriculum.

4. UN MODÈLE AXÉ SUR UN PROGRAMME ÉDUCATIF ÉMERGENT

Dans un article intitulé *Programme éducatif émergent: suivre l'initiative des enfants dans le processus d'apprentissage réel*[4] , Elizabeth Lightford montre une autre façon d'envisager et d'appliquer un modèle de développement approprié[5]. Les principes de ce programme reposent sur l'idée que le personnel et les enfants sont partenaires dans le processus d'apprentissage. L'enfant apprend par le jeu, par exploration et par une manipulation active de son environnement, et ce à partir de ses intérêts et en observant le monde et les personnes qui l'entourent. L'intérêt des enfants est à la base de ce programme; ils participent activement au processus de planification et d'apprentissage.

---

4. Elizabeth Lightford (1995). « Programme éducatif émergent: suivre l'initiative des enfants dans le processus d'apprentissage réel », *Interaction*, été, Fédération des services de garde à l'enfance.
5. Ce programme est similaire au programme américain Beginnings and Beyond. A. Gordon et K.W. Browne (1993). *Beginnings and Beyond*, New York, Delmar Publishers.

Pour mettre en œuvre un tel programme, le personnel éducateur doit avoir une solide connaissance de la pratique de développement approprié. Ce programme exige de sa part de l'énergie, de la flexibilité, un sens de l'observation, une capacité d'écoute et de l'engagement.

Le curriculum met l'accent sur la **création collective** de planification pour trouver des idées d'activités et de projets à partir des idées et des intérêts des enfants. L'élaboration et l'observation représentent deux éléments essentiels de ce programme.

Dans un premier temps, le personnel éducateur écoute les enfants et retient une idée qui suscite leur intérêt et qui peut faire l'objet d'un projet collectif d'une durée indéfinie (semaine ou mois). Les membres du personnel éducateur se réunissent ensuite pour en discuter et partager leurs idées sur les activités pouvant déboucher sur une création collective. Les activités sont ensuite regroupées dans différents coins ou centres d'intérêt avec chacun un thème précis relié au projet. Cette création collective suscite l'émergence d'idées nouvelles permettant d'approfondir les apprentissages.

Le personnel éducateur observe les enfants et utilise un magnétoscope ou un caméscope pour enregistrer des séquences d'activités des enfants et leurs interactions sociales. Ce procédé permet au personnel éducateur d'explorer la qualité de la réflexion des enfants ainsi que leurs pensées, leurs intérêts, leurs jeux, leurs questions et leurs connaissances du monde. Cette démarche vise à adapter et à améliorer la création collective à partir des idées qui émergent au fur et à mesure que le projet se déroule. Dans un tel contexte, il va sans dire que le curriculum et les horaires sont très flexibles.

Modèle éducatif émergent

- Il découle des intérêts des enfants et est axé sur les relations adulte-enfant.
- L'accent est mis sur la création collective dans le cadre de projets à partir des idées et des intérêts des enfants, ainsi que des situations (évite de répéter des thèmes imposés et repris année après année).
- L'enfant est le point de départ du curriculum.
- Le curriculum et les horaires sont très flexibles.
- Les observations sont très importantes (par magnétophone et caméscope); elles permettent de bâtir le curriculum.

CHAPITRE 8

Approches et modèles axés sur la philosophie de John Dewey

La philosophie éducative de John Dewey[1] a pour principal intérêt d'enclencher une réflexion profonde sur l'éducation à la petite enfance, sur nos façons de la percevoir et nos façons d'intervenir auprès des jeunes enfants.

1. Gérard Deledalle (1965). *La pédagogie de John Dewey,* Paris, Les Éditions du Scarabée; John Dewey (1971). *The Child and the Curriculum* and *The School and the Society,* Chicago, The University of Chicago Press; Michael C. Anziano *et al.* (1995). *Approaches to Preschool Curriculum,* New York, McGraw-Hill.

1. LES PRINCIPES

Dewey s'oppose à l'éducation traditionnelle qui s'impose du dehors, qui met l'accent sur la discipline externe, sur les enseignements, sur la préparation d'un avenir plus ou moins éloigné. Il explique que dans le cadre de l'éducation traditionnelle, il suffit d'organiser un environnement type, de suivre des « instructions », d'appliquer des « directives extérieures », de mettre en œuvre un modèle visant à préparer l'enfant pour l'école d'abord pour qu'ensuite il devienne un adulte équilibré et productif au sein de sa société.

Or, selon Dewey, l'éducation n'est pas une préparation de l'avenir, mais la vie présente ; elle est un processus de vie et non une préparation à la vie. L'éducation ne consiste pas à munir l'enfant d'un bagage de connaissances et de principes. L'éducation authentique consiste à aider l'enfant à vivre dans un groupe social et à le guider afin qu'il soit prêt à faire usage de toutes ses capacités. Le simple fait de vivre en groupe le rend apte à s'intégrer à la vie sociale. Ainsi, Dewey prône une éducation progressive qui met l'accent sur l'expression, l'individualité, l'autonomie, l'expérience et la continuité ainsi que sur l'utilisation la plus complète des possibilités du présent.

1.1. L'individu social

La philosophie de Dewey se fonde sur sa perception de l'individu en tant qu'être social. La source de pouvoir de l'enfant, et ce dès sa naissance, est sa capacité et son habileté à combler ses besoins en créant une interdépendance sociale avec les autres personnes. Il développe rapidement des moyens de communication et s'intègre à une culture propre à son contexte social. C'est dans ce contexte qu'il s'initie au langage, moyen de communication par lequel se créent les relations. C'est à travers ces relations que l'enfant forme son identité ; c'est grâce au langage que les relations et les interactions prennent tout leur sens. Ce n'est pas le fait d'être à proximité physique d'autres personnes que le sens de la communauté se développe, mais bien le fait d'apporter quelque chose en tant qu'individu, de partager des activités, de participer ensemble à l'atteinte de buts communs.

En tant qu'individu social, l'enfant possède d'énormes potentiels et les capacités requises à son développement. Or, le développement ne peut se réaliser si le potentiel et les capacités d'un individu ne sont pas actualisés à un moment précis. Ce potentiel et ces capacités ne se développent pas automatiquement : ils nécessitent des interactions avec les personnes et les choses.

Cette notion d'individu social implique que la préoccupation première du personnel éducateur sera celle de créer un environnement, des situations et des conditions propices aux interactions, incluant l'espace, le matériel, les activités, les jeux, etc., à travers lesquels les individus interagissent.

1.2. La continuité des expériences

Les enfants apprennent à travers leurs expériences. Celles-ci comprennent toutes les interactions vécues avec les personnes, les objets, la nature, les sujets, le savoir, l'environnement, etc. Le corps et l'esprit y sont engagés ; c'est ce qui permet de connaître, d'apprendre, d'évoluer et de se développer. C'est le processus d'une vie. Il importe donc que, dans la petite enfance, les enfants aient accès à une variété d'expériences et que celles-ci s'inscrivent dans une continuité qui permet de toujours aller plus loin.

L'expérience est le fondement même de l'éducation. Ainsi, elle doit être utilisée comme source d'apprentissages. Pour qu'une expérience soit éducative, elle doit non seulement permettre de la dépasser, de l'enrichir, mais aussi de renforcer l'individu social. Pour être une source d'apprentissage et de croissance, elle doit être axée à la fois sur l'enfant et sur l'environnement, car c'est l'interaction entre ces deux éléments qui crée une situation d'apprentissage. Il importe donc d'abord que le personnel éducateur connaisse bien chaque enfant, ses attitudes, ses prédispositions, ce qu'il sait déjà, les liens qu'il fait, le sens qu'il donne à ce qu'il a créé, les manières d'éveiller sa curiosité, etc. Il est ensuite possible de créer un environnement propice aux apprentissages de chacun, de choisir un matériel qui favorise l'expérimentation et d'assurer la continuité des expériences. Cette continuité suppose que l'expérience se fonde sur des connaissances antérieures et sur la curiosité, la motivation, le désir de la poursuivre et la capacité de retenir les apprentissages pour les appliquer dans des expériences futures.

Étant donné que les expériences appartiennent aux enfants et que chaque enfant est unique, il est important d'impliquer chacun d'eux dans la planification du curriculum et de fournir à chacun les moyens d'exprimer ce qu'il a expérimenté ainsi que des occasions d'examiner, de faire des liens et de transformer ses expériences. Le personnel éducateur peut influencer l'expérience vécue par un enfant, mais il ne peut pas transmettre l'expérience. Dans un tel cas, l'enfant deviendrait un « réceptacle » et un exécutant des intentions et des objectifs des autres.

1.3. L'habitude

La notion d'habitude fait également partie de la philosophie de Dewey. Dans le processus d'apprentissage, adultes et enfants acquièrent certaines habitudes, soit des attitudes, des inclinaisons, des prédispositions, des sensibilités et des préférences. Les habitudes représentent des moyens d'affronter le monde et d'avoir une emprise sur lui. Elles reflètent la continuité de soi dans le temps. En ce qui concerne les enfants, il est possible de relever certaines caractéristiques relatives aux habitudes dans leurs réponses aux situations, il en va d'ailleurs de même pour le personnel éducateur. En effet, ses prédispositions, ses préférences et ses inclinaisons influent sur les choix qu'il fait dans son enseignement et ses interventions. Dans le cadre des interactions avec et dans le monde, tous choisissent les situations et événements qu'ils acceptent tels qu'ils sont, par exemple, ceux qui font partie des routines quotidiennes. En fait, les habitudes représentent une façon de prévoir les événements. Dans le cadre de l'éducation à la petite enfance et de l'environnement qu'il crée, le personnel éducateur doit s'interroger sur la part qu'il accorde aux habitudes et à la nouveauté, à la stabilité et au changement ; se demander si ses réponses sont fonction des interactions présentes dans une situation donnée ou si elles sont automatiques, laissant peu de place au développement des potentiels, des capacités et des possibilités.

1.4. Le sens de la communauté

Chaque enfant est unique : il possède des potentiels, des capacités, des habitudes ainsi que ses façons propres de faire et de réagir. À travers le langage, il s'associe aux autres et apporte son propre vécu, ses propres questionnements dans un environnement physique et social propice aux interactions. Les théories du développement de l'enfant nous informent sur la façon dont les enfants grandissent, apprennent... Toutefois, elles ne nous indiquent pas nécessairement ce qu'ils doivent apprendre ni pourquoi. En outre, elles ne mettent pas l'accent sur l'individu en tant qu'être social, sur l'importance de développer le sens de la communauté et de la coopération. Or, c'est à l'intérieur d'une communauté, d'une société, que l'enfant et l'adulte sont appelés à vivre. Ainsi, lorsque nous parlons de développement global, nous sommes influencés par ce que nous savons et comprenons de l'enfant, mais aussi par ce qu'il est et ce que nous espérons qu'il deviendra dans le futur, soit un individu faisant partie intégrale d'une société donnée.

2. L'APPROCHE AXÉE SUR L'INDIVIDU SOCIAL

L'approche axée sur l'individu social[2] se fonde sur la philosophie et les principes de Dewey et c'est sur cette base qu'elle est expliquée. Cette philosophie renvoie constamment aux responsabilités du personnel éducateur dans une éducation à la petite enfance de qualité.

2.1. Le curriculum

Dans le cadre d'une telle approche, l'utilisation « mécanique » d'un curriculum extérieur à l'enfant est à proscrire. Ainsi, la participation des enfants à la planification des activités demeure centrale. Mais, attention, cette participation ne se limite pas à prendre ce qui leur est offert, elle doit inclure leur contribution à l'ensemble du curriculum. Le personnel éducateur et les enfants sont donc les « créateurs » du curriculum. Le personnel crée un environnement d'apprentissage en choisissant du matériel, en organisant l'espace et le temps, et ce en tenant compte des intérêts et des questionnements des enfants. Il organise et planifie des activités qui favorisent et soutiennent leurs intérêts et qui leur permettront éventuellement d'aller plus loin dans leurs apprentissages et leurs expériences.

La contribution des enfants à la planification du curriculum est visible et réelle sans quoi leurs potentiels, leurs capacités et la réalisation d'apprentissages ne sont que des mots sans substance. Cette participation des enfants est personnelle, active et qualitative ; elle provient de leurs expériences et questionnements immédiats. Bien entendu, la planification ne peut inclure tous les événements et les situations susceptibles de se produire, les conversations qui s'y rattachent ou le détail des transactions et des interactions qu'engendrera tel ou tel contexte. La planification représente un cadre où les éléments apportés par les enfants (contenu, temps et organisation) sont imbriqués. Le personnel éducateur permet aux enfants de prendre le temps voulu pour réaliser une tâche ou une activité en posant des questions, en testant leurs hypothèses, en réexaminant, etc.

2. Stanislas Van Tham (1989). *Introduction à la pédagogie préscolaire,* Chicoutimi, Éditions Lafleur ; Harriet K. Cuffaro (1995). *Experimenting with the World,* New York, Teachers College Press, Columbia University.

2.2. Le rôle du personnel éducateur

Pour Dewey, la qualité de cette éducation repose sur le personnel éducateur, sur sa connaissance du développement de l'enfant et sur les approches qu'il privilégie. Pleinement conscient de contribuer à l'éducation des jeunes enfants, il accepte la responsabilité d'être activement présent au moment de leur passage dans l'enfance tout en réfléchissant aux conséquences de ses actions. Ces interventions ne peuvent être ni improvisées, ni machinales ; elles sont sans cesse pensées et repensées en fonction des objectifs visés. Bien que le personnel éducateur sache qu'il n'existe pas de certitudes et de garanties de réussite, il choisit de s'engager dans ce qu'il valorise et travaille pour atteindre des buts, un idéal. En choisissant consciencieusement son mode d'intervention, il sait qu'il agit en fonction de certaines valeurs et qu'il existe des relations étroites entre les objectifs visés et les moyens pour les atteindre.

Le personnel éducateur reconnaît l'importance de la continuité pour l'enfant et pour lui-même. D'une part, il doit agir en continuité avec les méthodes éducatives qui ont eu cours ou ont encore cours en éducation à la petite enfance. D'autre part, il doit tenir compte des recherches qui apportent des connaissances plus précises sur la nature et les besoins de l'enfant. Le personnel éducateur ne peut les ignorer, car, en plus de faire partie du nouvel environnement culturel auquel l'éducation doit s'adapter, elles modifient ses perceptions sur la nature et les besoins de l'enfant ainsi que sur ses modes d'intervention.

Dans un monde axé sur la catégorisation et la standardisation, il peut être difficile pour le personnel éducateur de planifier un programme d'activités en tenant compte du potentiel, des capacités et des habiletés de l'enfant. Cela exige une démarche spécifique et du temps afin de bien connaître chaque enfant, (ses caractéristiques, ses habitudes, ses intérêts, etc.) et de planifier un curriculum en fonction des interactions **avec et dans** un environnement social et physique pour développer au maximum les potentiels et les capacités des enfants. Lorsque l'enfant interagit dans un environnement social et physique adéquat, il est en mesure de s'adapter, de découvrir, d'essayer, de modifier, d'étendre ses apprentissages et de coordonner ses actions ; bref, il développe ses capacités à apprendre par expérience.

Si les potentiels et les capacités se révèlent en interaction avec l'environnement, celui que crée le personnel éducateur (aménagement de l'espace, matériel, horaire et climat social) requiert un questionnement préalable. Quel type d'environnement souhaite-t-il créer ? Quel matériel met-il à la disposition des enfants ? Quels genres d'interactions privilégie-t-il ? Quels potentiels, capacités et habiletés veut-il développer ? Quel type d'accueil veut-il transmettre dans l'environnement qu'il a créé ? Quels sont les apprentissages qu'il juge prioritaires ? Dans quel espace-temps se dérouleront les expériences ? Sur quels critères se fondent ses choix ?

2.3. L'environnement

Le personnel éducateur qui a la chance de pouvoir aménager son local peut créer un environnement physique et social qui reflète la philosophie de son programme. Cet environnement comprend les personnes et les choses ainsi que l'espace lui-même et chacun de ces éléments doit être pris en considération. La notion de communauté doit non seulement être incluse, mais doit aussi occuper une place centrale dans l'espace physique. Il importe de créer un environnement qui permet à chaque enfant de développer ses potentiels et ses capacités, facilite les interactions et encourage la communication nécessaire à la création de la communauté. Pour atteindre ces objectifs, l'environnement physique doit favoriser la liberté d'action, la coopération et le partage des activités.

Par exemple, un environnement étroit et silencieux ne permettra pas aux enfants d'exprimer leur vraie nature ; il renforcera plutôt une uniformité artificielle. L'action est nécessaire aux interactions et la liberté d'action permet au personnel éducateur de mieux observer les comportements des enfants dans leur groupe. L'environnement dans lequel se vivent les activités représente un mini-groupe social où les apprentissages résultent d'expériences partagées dans le présent. Ainsi, l'environnement doit favoriser la communication et la coopération.

2.4. Le matériel

Le matériel proposé aux enfants reflète les choix du personnel éducateur relativement à ce que les enfants apprennent et à ce que les enfants croient important d'apprendre. La façon dont les enfants sont invités à utiliser le matériel indique le rôle qu'ils auront à jouer dans leurs propres apprentissages. Le matériel représente des outils que les enfants transforment pour exprimer leur compréhension du monde et le sens qu'ils donnent à ce qu'ils ont construit. D'où l'importance que le personnel éducateur s'interroge pour savoir quel matériel sera choisi afin d'assurer des apprentissages significatifs.

Par exemple, bien que des objets de manipulation et la peinture fassent partie intégrante de tous les programmes à la petite enfance, si ce matériel est choisi uniquement parce qu'il fait partie du curriculum ou parce que les enfants aiment s'adonner à de telles activités, les objectifs qui y sont reliés demeurent superficiels. Par ailleurs, si le personnel éducateur pense que ce matériel peut créer des occasions de développer des représentations symboliques et sociales ainsi que le langage, la résolution de problèmes et les interactions sociales, alors une réflexion a été apportée à son utilisation.

Une attention spéciale est donc accordée à l'espace, à la quantité et à l'organisation du matériel ainsi qu'aux activités supplémentaires requises pour soutenir et faciliter les apprentissages. Par lui-même, le matériel crée des occasions d'apprentissage. Une fois ces occasions créées et la qualité de l'expérience assurée, il est nécessaire d'aller plus loin dans la réflexion afin que les expériences des enfants avec le matériel soient bénéfiques. Choisir du matériel requiert plus qu'une simple familiarité avec ce qu'il représente ou la perspective du plaisir qu'il peut procurer. Les critères qui guident le choix du matériel se fondent sur des questions du genre : Pourquoi tel matériel est-il choisi et quelle occasion d'apprendre offre-t-il ? Quelles sont les valeurs qui y sont rattachées ? Quels objectifs sont poursuivis ? Quelles possibilités offre-t-il ? Permet-il la participation des enfants, la communication et les interrelations ? Dans le choix du matériel et des activités, il faut se rappeler que :

- Tout en favorisant la participation active de l'enfant, le matériel et les activités les aident à « apprendre à apprendre », à faire de l'activité un apprentissage.
- Tout en favorisant la manifestation des potentiels et des capacités de l'enfant, le matériel lui offre la possibilité de reconnaître ses forces et son pouvoir.
- Tout en offrant de la nouveauté et en posant des défis, le matériel et les activités tiennent compte de la réalité du monde de l'enfant et de ce qui lui est familier.
- Tout en étant centré sur cette réalité, le matériel et les activités invitent à l'exploration du monde qui existe au-delà du local où les enfants passent leur journée.
- Tout en amenant l'enfant au-delà du connu et de la familiarité et tout en procurant de la variété et des défis, le matériel et les activités lui donnent des moyens d'exprimer et de communiquer ses pensées et ses sentiments.

- Tout en offrant la possibilité de faire des choix et d'assurer la continuité dans l'expérience, le matériel et les activités choisis encouragent le partage des idées, des façons de voir et du sens donné à l'expérience avec les pairs et les adultes.

2.5. Le temps

La manière dont les enfants utilisent le matériel et s'engagent dans les activités dépend largement de notre conception du temps, temps qui affecte considérablement la nature et la qualité des expériences des enfants. À cet égard, les horaires établis sont très révélateurs des connaissances qu'ont les adultes de la nature humaine et des interactions ou, encore, de l'autorité, du contrôle et du degré de pouvoir qu'ils veulent exercer.

La façon dont le temps est perçu dépend de la personnalité, de la culture et de la société. Le temps peut être perçu comme une pression ou comme une extension, comme une mesure, un rythme ou un cycle. Ce que le personnel éducateur décide de faire avec le temps qu'il passe avec les enfants est significatif. S'il est préoccupé par le temps (jours, heures, minutes, etc.), la volonté de limiter une activité à une durée déterminée affecte souvent la qualité des apprentissages et des échanges.

Lorsqu'on aborde la question du temps, il est possible de le faire sous plusieurs angles, par exemple, celui du rythme individuel d'apprentissage et de fonctionnement ou celui des horaires, soit le temps consacré à chaque activité, aux routines, etc. Il importe de décider si le temps sera une contrainte qui dicte le fonctionnement ou si le personnel éducateur et les enfants prendront le temps voulu pour vivre ce qu'ils ont à vivre de façon significative.

Dans la planification, les horaires sont pensés en fonction des besoins des enfants. Ainsi, les enfants ont souvent besoin de temps pour travailler sans interruption et sans transition d'une activité à l'autre. Des périodes de temps non fragmentées permettent non seulement aux enfants d'aller plus loin dans leur implication et expérimentation, mais permettent aussi à une situation d'évoluer, de devenir significative, et à l'enfant de faire des choix et d'en expérimenter les conséquences.

Les enfants ont besoin de temps pour partager avec les autres, pour travailler ensemble et échanger. Ainsi, en plus du temps en petits groupes et du temps individuel, des moments pour se retrouver tous ensemble sont prévus à l'horaire. Il importe qu'il y ait de la souplesse et de la flexibilité dans la planification des horaires pour respecter le rythme et les choix des enfants. Toutefois, un certain encadrement est également nécessaire. Ainsi, dans le cadre d'une journée, les enfants ont besoin de certains points de repère. Ces constances leur servent à mesurer le temps (avant, après, pendant...) et à s'engager dans une activité ou un travail sans avoir peur de rater le dîner par exemple.

À cet égard, la question à se poser est celle-ci : quelles parties du programme seront considérées comme constantes ? Il existe des horaires prévisibles, mais fort ennuyants ; ils sont élaborés non pas pour soutenir les efforts des enfants, mais pour que les adultes passent la journée en faisant un minimum d'efforts. Dans le cadre de tels horaires, il y a peu de place à la nouveauté. Ils sont stéréotypés et visent des objectifs prédéterminés. Or, avec des jeunes enfants, le personnel éducateur ne peut pas fonctionner avec des réponses et des attentes standardisées. Le curriculum doit donc être planifié en tenant compte de la diversité des réponses que l'on peut apporter aux besoins des enfants. Il devient donc difficile d'inclure des périodes de temps pendant lesquelles les enfants pourront vivre une expérience complète si l'on ne croit pas à la pertinence de leurs questionnements, de leurs observations, de leurs commentaires et de leur désir de la poursuivre.

2.6. Les valeurs

L'éducation de la petite enfance se fonde sur des valeurs. Le personnel éducateur est donc conscient de la notion de morale qui sous-tend ces valeurs. La transmission des valeurs exige l'adoption d'attitudes, d'interventions et d'approches éducatives qui s'appuient sur les valeurs privilégiées ; elle est présente dans chaque intervention et interaction ainsi que dans le vécu quotidien. Cela implique des grandes responsabilités, car les conséquences de nos actions ont un impact sur le développement moral des enfants. La notion de morale n'est donc pas une addition au curriculum, elle y est intrinsèque.

2.7. L'expérience et le jeu

Pour les enfants, le jeu représente le moyen d'apprentissage par excellence ; jouer est aussi naturel pour eux que de respirer et de marcher. Les enfants sont des initiateurs, des créateurs, des inventeurs, des « faiseurs » de jeux. Les activités de jeu varient en forme, fonction et sens. Le jeu repose sur l'imitation, l'assimilation, l'imagination, le faire semblant... Il est utilisé dans une variété de situations. Il peut prendre la forme d'activités proposées par le personnel éducateur, d'activités proposées par l'enfant, d'activités libres, d'activités extérieures, etc.

Le jeu représente pour l'enfant un moyen d'intégrer, à ses sentiments et à son imagination, les concepts liés à la réalité du monde qui l'entoure. Grâce au jeu, l'enfant émet des hypothèses et utilise son imagination, ses idées, ses expériences. Il se pose des questions, il révèle ses ambivalences, ses peurs, ses désirs, ses conflits, et résout des problèmes. Par exemple, à travers le jeu dramatique, il transforme ses expériences en ajoutant, embellissant, imaginant, transformant et élargissant ce qui est et ce qui pourrait être. Le rôle du personnel éducateur est de comprendre le pouvoir du jeu, mode dominant d'apprentissage, et de l'utiliser judicieusement dans la planification du curriculum.

2.8. Le partenariat adulte-enfant

De nombreuses recherches ont souligné l'importance d'accorder la primauté à la croissance de l'individu social et à la compréhension de la complexité du monde dans lequel nous vivons. Cet élément central en sciences sociales nous ramène à l'individu, son histoire, ses accomplissements, ses aspirations, ses luttes, ses espoirs et ses déceptions. Dans le partenariat entre les adultes et les enfants, des choix sont faits par les adultes quant aux intérêts, aux questions et aux objectifs visés. Ces choix se fondent sur la vision que les enfants ont du monde et de la place qu'ils y occupent. Ce qu'il adviendra des intérêts des enfants, des liens qu'ils feront, du sens qu'ils donneront à leurs expériences et à leurs apprentissages dépend largement des décisions, des choix et des réponses du personnel éducateur pour assurer leur plein développement.

Plusieurs autres modèles ont adopté la philosophie de Dewey, entre autres, le modèle Bank Street, le modèle ouvert EDC (Open Educational Program) et l'Approche par projets. Comme ils reprennent sensiblement les mêmes éléments, ils seront décrits brièvement.

3. LE MODÈLE BANK STREET

Actuellement aux États-Unis, le Bank Street Model (Development Interaction Model)[3] est l'un des modèles ayant le plus d'influence ; un grand nombre d'éducateurs y adhèrent. Il s'apparente considérablement

---

3. National Association of Child Care Resource and Referal Agencies (2000). *The Bank Street Approach*, Washington ; Jaipaul Roopnarine et James E. Johnson (1993). *Approaches to Early Childhood Education*, New York, Macmillan ; Eva Essa et Rosemary Young (1994). *Introduction to Early Childhood Education*, Scarborough, Nelson Canada.

à l'approche fondée sur les théories de John Dewey. Il met l'accent sur le développement global, sur l'interdépendance des séquences de développement et sur le fait que l'éducation est un processus intégré et interactif. Contrairement à un grand nombre de programmes américains dont la principale mission est la préparation de l'enfant à l'école, le Bank Street Model met l'accent sur le droit de l'enfant à une éducation axée sur le bien-être, le respect du développement individuel et l'apprentissage à son rythme.

Ce modèle a évolué avec le temps. Au début des années 1900, cette approche se fondait sur les théories de Freud et ensuite sur celles d'Erikson. Il peut être maintenant perçu comme un modèle interactionniste de développement reposant sur le principe selon lequel l'éducation à la petite enfance doit s'adapter à l'enfant et non l'inverse. Les concepts de développement global et d'interactions y sont fort présents et sont expliqués comme suit :

- Le développement global renvoie à l'importance de respecter les modèles de croissance, les rythmes de développement et la capacité de percevoir et d'intégrer les connaissances en fonction de l'âge chronologique.
- Les interactions renvoient d'abord aux besoins du jeune enfant d'interagir avec son environnement, les adultes, ses pairs et le matériel ainsi qu'aux interactions entre toutes les dimensions du développement.

Cette approche soutient que les enfants apprennent grâce aux interactions avec le monde qui les entoure et à travers leurs propres explorations. Ils aiment observer, questionner, explorer, expérimenter et prendre des risques. Toutefois, étant donné que chaque enfant est unique, au sein d'un groupe d'enfants se retrouvent des besoins et des styles d'apprentissage différents. La connaissance de chaque enfant est essentielle afin de pouvoir répondre adéquatement aux besoins de chacun et de respecter les rythmes de développement.

Les objectifs de ce modèle sont très larges et nombreux : autonomie et bien-être psychologique ; estime de soi en tant qu'apprenant ; expression de soi et sentiment de compétence ; sentiment d'appartenance au groupe ; capacité de prendre des risques ; valorisation des idées, etc. Il vise à rendre les enfants heureux, curieux, automotivés et sociables. Il considère que l'enfant est un apprenant actif qui apprend en jouant et en explorant.

Le personnel éducateur a pour rôle d'établir des relations sécuritaires, chaleureuses et aimantes. Les principes qui guident le personnel éducateur sont les suivants :

- Le travail auprès de l'enfant est basé sur les connaissances du développement et, plus particulièrement, sur l'interdépendance entre les dimensions sociales, affectives, physiques, intellectuelles et langagières du développement.
- Le personnel éducateur apprend à connaître chaque enfant par l'observation et la prise de notes, à travers les productions et travaux des enfants, à travers leur milieu familial.
- Le personnel éducateur crée un environnement qui encourage la participation active des enfants à leurs apprentissages.
- Le personnel éducateur crée un environnement affectif qui favorise le sens de la communauté et la valeur de chaque individu qui en fait partie.

Ces principes et objectifs se traduisent dans la façon d'organiser l'environnement, d'accueillir les enfants, de planifier le curriculum et d'évaluer les progrès de chacun d'eux.

Dans le cadre de ce modèle, le curriculum intègre toutes les dimensions du développement global. Il n'est pas planifié en fonction d'une série d'activités isolées ou d'habiletés à maîtriser à travers des séquences précises d'activités. Il est élaboré à partir des intérêts des enfants, en collaboration avec le personnel éducateur. Dans sa planification, celui-ci s'appuie sur la compréhension du développement de l'enfant, sur ses observations, sur les questions des enfants, sur ce qu'ils savent déjà ainsi que sur ce qu'ils sont susceptibles d'utiliser pour organiser un environnement dynamique et de permettre aux enfants de progresser dans leurs apprentissages.

Le modèle Bank Street se démarque des autres programmes centrés sur la primauté d'une dimension sur une autre, par exemple, la dimension cognitive. Les compétences cognitives sont jugées importantes, mais pas uniques, c'est-à-dire qu'elles représentent un aspect essentiel du développement global et du bien-être affectif au même titre que les autres compétences. Ainsi, comme toutes les dimensions du développement sont interdépendantes, dans la planification du programme, l'éducateur doit élaborer des stratégies qui en permettent l'intégration.

Ce modèle met également l'accent sur l'importance de relier les expériences de l'enfant à des situations vécues dans « la vraie vie ». Le matériel est donc choisi en fonction de ce principe. Il favorise le jeu libre, les activités de groupe et les sorties. Les enfants ont accès à une grande variété de matériel d'exploration qu'ils choisissent selon leurs intérêts.

4. LE MODÈLE OUVERT EDC (OPEN EDUCATIONAL PROGRAM)

Ce modèle[4] vise à stimuler les apprentissages en proposant aux enfants une grande variété de matériels et d'expériences dans un environnement qui soutient le développement global. Il se fonde sur la notion que les enfants apprennent à leur propre rythme et selon un mode qui leur est propre. Le personnel éducateur adapte ses approches à chacun et encourage le progrès individuel et la prise de responsabilités à l'égard des apprentissages. Suivant ce modèle, les apprentissages se réalisent lorsqu'on offre aux enfants une grande variété de matériels et de problèmes à investiguer, dans un environnement ouvert et soutenant. On mise sur une approche cognitive et affective afin que les enfants apprennent à apprendre, développent le plaisir d'apprendre et soient encouragés à être autonomes dans leurs apprentissages.

L'habileté à apprendre dépend en grande partie des occasions et des expériences que procure un environnement éducatif. Basé sur les théories de Dewey, ce modèle répond aux besoins de tous les enfants, indépendamment de leur milieu socioéconomique. Sa philosophie se fonde sur une éducation ouverte, c'est-à-dire une éducation dans laquelle les apprentissages respectent l'unicité des enfants et leur rythme d'apprentissage. Les enfants ne sont jamais comparés les uns aux autres. L'environnement comprend des centres d'apprentissage où les enfants travaillent individuellement, en petits ou grands groupes.

Le curriculum est ouvert, c'est-à-dire qu'il est planifié de façon à assurer la flexibilité des horaires. Le personnel éducateur observe les enfants afin de relever leurs forces, leurs potentiels et leurs intérêts pour ensuite proposer des activités qui correspondent aux informations recueillies. Il agit comme guide et ressource, fait des suggestions et encourage les apprentissages. Les enfants travaillent à leur rythme, apprennent de leurs pairs et font des choix, et les parents sont encouragés à s'impliquer, par exemple, en siégeant au conseil d'administration.

4. Geoffrey Bock, Linda Stebbins et Elizabeth C. Proper (1977). *Excerpts from the Abt Reports: Descriptions of the Models and Summary of Results*, Abt Associates, <http://www.abtassoc.com/>.

5. L'APPROCHE PAR PROJETS[5]

Les principes de cette approche reposent sur la prémisse que les jeunes enfants ont une grande capacité d'émerveillement. Ils sont curieux de nature et apprennent à apprendre par eux-mêmes, grâce à des recherches réalisées à partir de leurs intérêts. Un projet permet aux enfants de relever un défi, d'accomplir une réalisation, de résoudre une pluralité de problèmes qui sont interreliés. De plus, une telle approche leur permet d'utiliser des habiletés sociales propres à une société démocratique, soit la résolution de conflits, le partage de responsabilités dans la mise en application du projet, la capacité d'échanger avec les autres et de faire des suggestions, etc.

Les objectifs fondamentaux de l'approche par projets sont de renforcer chez les jeunes enfants le goût d'apprendre et d'approfondir un sujet en les encourageant à prendre des initiatives, à prendre en charge la direction qu'ils souhaitent donner à leur travail et à accepter la responsabilité de sa réalisation. Une telle démarche peut se réaliser en petits ou grands groupes et aussi de façon individuelle. La caractéristique clé d'un projet repose sur un effort de recherche axé sur la volonté de trouver des réponses à des questions sur un sujet proposé par les enfants, par le personnel éducateur ou par les enfants et le personnel éducateur. L'objectif d'un projet est d'apprendre le plus possible sur un sujet plutôt que de trouver les bonnes réponses aux questions posées par le personnel éducateur.

Un projet donne à l'enfant l'occasion d'appliquer ses connaissances et ses habiletés, d'accroître ses compétences, d'être motivé, de déterminer ce sur quoi il veut travailler à partir de ses intérêts et de ses besoins. Les projets font partie du curriculum, mais n'en constituent pas l'essentiel : ils sont plutôt intégrés au curriculum au même titre que d'autres activités.

Par ailleurs, les thèmes ne présentent pas les mêmes caractéristiques que les projets. Un thème implique que le personnel éducateur rassemble des livres, du matériel, des informations, etc., afin que les enfants puissent réaliser de nouveaux apprentissages sur un sujet précis. Toutefois, les enfants ne sont pas nécessairement impliqués dans la recherche et ils n'en sont pas les initiateurs. Il en est de même pour les blocs d'activités préalablement planifiés par le personnel éducateur. Bien qu'un thème ou des activités dirigées aient leur place dans le

---

5. Dans le cadre de la réforme du système scolaire, les approches par projets présentent un intérêt particulier pour les enseignants du préscolaire et du primaire.

curriculum, ils ne peuvent remplacer les projets dans lesquels les enfants posent des questions qui guident leur recherche et prennent des décisions quant aux activités à entreprendre. Contrairement aux thèmes et aux blocs d'activités dirigées, le sujet d'un projet représente une réalité dans laquelle les enfants peuvent s'investir directement plutôt qu'à travers des recherches dans des livres par exemple.

L'approche par projets n'a rien de nouveau. En effet, elle se fonde sur les théories de John Dewey, philosophe et pédagogue américain, qui, dans la première moitié du XXe siècle, s'interrogeait sur la meilleure façon de créer des expériences d'apprentissage significatives pour les enfants. Reconnaissant que les apprentissages sont le fruit d'un processus continu et que les enfants sont ouverts, curieux, créateurs et intéressés à découvrir le monde, il en vint à la conclusion qu'il importe de leur offrir des activités et des projets qui sont pour eux significatifs, qui présentent des défis en termes d'exploration, de manipulation et de résolution de problèmes, qui leur permettent d'aller en profondeur dans leur découverte du monde et qui les amènent à construire leurs propres connaissances, à leur propre rythme, à partir de leurs intérêts.

En 1920, Anna Freud a intégré l'approche par projets à l'éducation de la petite enfance en Angleterre. En Italie, les centres d'éducation à la petite enfance et les écoles de Reggio Emilia ont adopté une telle approche depuis les années 1950. Aux États-Unis, dans les années 1960 et 1970, le *Project Approach* fait partie intégrante du curriculum de nombreux programmes d'éducation à la petite enfance[6]. Cette approche fait également partie de nombreux programmes s'adressant aux enfants du préscolaire et du primaire à travers le monde. Par exemple, au Québec, bon nombre de centres de la petite enfance incluent l'approche par projets dans leur programme d'activités[7]. De plus, la réforme de l'éducation encourage dorénavant les apprentissages par projet.

6. Lillian G. Katz (1989). *Engaging Children's Minds: The Project Approach*, Norwood, New Jersey, Ablex; Amy C. McAninch (2000). « Continuity and Purpose in the Design of Meaningful Project Work », *Early Childhood Research and Practice*, vol. 2, n° 1, Kansas City, University of Missouri (http://ecrp.uiuc.edu/); Michael Glassman et Kimberlee Whaley (2000). « Dynamic Aims: The Use of Long-term Project in Early Childhood Classrooms in Light of Dewey's Educational Philosophy », *Early Childhood Research and Practice*, vol. 2, n° 1, Columbus, Ohio State University.

7. Danièle Pelletier (1998). *L'activité-projet. Le développement global en action*, Montréal, Modulo.

Approche axée sur l'individu social – Modèle Bank Street – Modèle ouvert EDC (Open Educational Program) – Approche par projet (Project Approach)

Principes	*Curriculum*	*Rôle du personnel éducateur*
• Enfant : **individu social**. Dès sa naissance, il développe des moyens de communication et crée des relations, s'initie au langage et crée son identité. • Il possède les potentiels et les capacités requises à son développement : il faut actualiser ses potentiels par des interactions et la création d'un environnement physique et humain propice aux interactions. • Fondement de l'éducation : expériences avec personnes, objets, nature, sujets, environnement, etc. • Enfant apprend et évolue grâce à une variété d'expériences qui s'inscrivent en continuité. • Expériences appartiennent aux enfants (personnel éducateur peut influencer les expériences, mais pas les transmettre). • Chaque enfant étant unique, il importe d'impliquer chacun dans la planification (reconnaît que : bien que fondamental, peut être difficile de le faire en tenant compte de chaque enfant).	• Participation des enfants à la planification est essentielle. Le personnel éducateur et enfants sont « créateurs » du curriculum. • Activités encouragent les apprentissages actifs, l'exploration et les interactions sociales. • Comprend les activités en continuité avec les apprentissages et les expériences (pas choisies parce que les enfants aiment telle ou telle activité). • Jeux : enfants sont initiateurs, inventeurs, « faiseurs » de jeux. • Routines (habitudes) : situations et événements qui permettent d'anticiper et de prévoir. • Présente un équilibre entre « habitudes » et « nouveautés », stabilité et changement. • Matériel : outils auxquels les enfants donnent forme pour exprimer leur compréhension du monde. Choisi en fonction du développement global et des valeurs privilégiées et la participation active des enfants. Exploration du monde au-delà du service de garde.	• Grandes responsabilités et joue un rôle extrêmement important. • Choisit de participer et de contribuer à l'éducation des jeunes enfants, donc importance de ses actions et de ses interventions, pensées en fonction des principes et objectifs visés. • Pas de certitude quant à la réussite, mais doit travailler à l'atteinte des buts. • Parents : communication régulière et informations sur le développement global. • Parents et éducateurs prennent ensemble les décisions qui concernent les soins et l'éducation de l'enfant.

Approche axée sur l'individu social - Modèle Bank Street - Modèle ouvert EDC (Open Educational Program) - Approche par projet (Project Approach) *(suite)*

Principes	*Curriculum*
• Privilégie l'éducation progressive qui met l'accent sur l'expression, l'unicité, l'autonomie, l'expérience et la continuité de l'expérience, soit la découverte, par l'enfant, de ses besoins, de sa personnalité à travers et dans ses propres expériences et interactions avec l'environnement (personnes, objets, etc.). • Accent mis sur le développement global intégré.	• Variété de choix : tient compte de l'âge, des habiletés, du rythme, des intérêts, du langage, de la culture. • Façon de percevoir le temps : pression ou extension – contrainte ou temps voulu pour vivre une expérience de façon significative (la préoccupation en termes de jours, d'heures, de minutes peut avoir une incidence sur la qualité du temps). • Respect du rythme individuel : horaire pensé en fonction des besoins (p. ex., temps requis pour expérimenter, permettre la continuité, faire des choix, etc.), donc souplesse et flexibilité des horaires (pas d'horaires stéréotypés).

CHAPITRE 9

Autres approches et modèles ouverts

Il existe certes d'autres programmes, approches et modèles ouverts axés sur les modèles de développement approprié et sur la philosophie de John Dewey. Il est impossible de les nommer tous ici, et nous retiendrons d'abord l'approche Reggio Emilia.

Aux États-Unis, depuis une dizaine d'années, plusieurs éducatrices et éducateurs, responsables, enseignants et professeurs à la petite enfance ont visité des centres de Reggio Emilia et y ont même effectué des stages de un ou deux ans. Ainsi, bon nombre de garderies américaines s'inspirent maintenant de cette approche. Au Canada, quelques chercheurs, formateurs et membres du personnel éducateur ont entrepris les mêmes démarches et ont adapté cette approche à leur milieu et à leur culture. Plusieurs autres pays ont fait de même. Cela nous autorise à croire que l'approche Reggio Emilia présente un intérêt certain puisqu'elle vise l'amélioration de la vie dans les centres de la petite enfance.

1. L'APPROCHE REGGIO EMILIA

L'approche Reggio Emilia[1], du nom d'une petite ville d'Italie, est apparue dans les années 1950 ; elle est le fruit de recherches et d'un long processus auquel ont pris part éducatrices, éducateurs et parents conscients de l'importance des besoins liés à l'éducation à la petite enfance. Leur vision première était basée sur l'idée que l'éducation doit permettre aux jeunes enfants de disperser leurs énergies, d'étendre leurs capacités et de promouvoir leur développement global harmonieux dans ses dimensions communicatives, sociales et affectives.

En 1966, le ministère de l'Éducation en Italie reconnaissait le bien-fondé de cette approche en confiant à la municipalité de Reggio Emilia son système d'éducation à la petite enfance. Cette municipalité avait été choisie en raison de son grand investissement et de son implication dans l'éducation des enfants de moins de 6 ans, de ses visées novatrices, de ses méthodes éducatives, de son fonctionnement, du dialogue continu entre le personnel éducateur, les administrateurs et les élus du peuple et de sa participation dans le développement du système d'éducation à la petite enfance. Depuis lors, les centres de Reggio Emilia et leur approche font partie intégrante du système public d'éducation.

Les centres Reggio Emilia sont fréquentés par des enfants de tous les milieux socioéconomiques et culturels ; ils accueillent également des enfants ayant des besoins particuliers. Ils ont pour objectif premier le bien-être des enfants en soutenant leurs droits fondamentaux à grandir, à se développer et à apprendre dans un environnement favorable, avec des pairs et avec des adultes professionnels. Par ricochet, les centres répondent aux besoins sociaux des parents. Ainsi, ils ne sont pas mis sur pied et pensés pour répondre d'abord aux besoins

---

1. Ces données proviennent des auteurs suivants : Louise Boyd Cadwell (1997). *Bringing Reggio Emilia Home. An Innovative Approach to Early Childhood,* New York, Teachers College Press, Columbia University ; Carolyn Edwards, Lella Gandini et George Forman (1998). *The Hundred Langages of Children. The Reggio Emilia Approach - Advanced Reflections,* 2e édition, Greenwich, Conn., Ablex Publishing Corporation ; Joanne Hendrix (1997). *First Steps Towards Teaching Reggio Emilia,* Columbus, Ohio, Prentice-Hall ; Lillian G. Katz et Bernard Cesarone (1994). *Reflections on the Reggio Emilia Approach,* Urbana, Ill., Eric Clearinghouse on Elementary Education & Early Childhood Education ; Rebecca S. New (1993). *Reggio Emilia : Some Lessons for U.S. Educators,* Chicago, Children's Research Center, University of Illinois ; Edwards Pope, Carolyne et Kay Wright Springate (1995). *Encouraging Creativity in Early Childhood Classrooms,* Chicago, Children's Research Center, University of Illinois ; Lillian G. Katz et Sylvia C. Chard (1996). *The Contribution of Documentation to the Quality of Early Childhood Education,* Chicago, Children's Research Center, University of Illinois.

des parents. Ils ne sont pas perçus comme des lieux où l'on « garde » les enfants en l'absence de leurs parents, mais bien en fonction des droits de tous les enfants à une éducation et à des soins de qualité. L'accent est mis sur le fait que l'éducation des jeunes enfants exige l'expertise de professionnelles, des stratégies de soins et un environnement approprié et adapté à leur étape de développement.

En tout temps, les enfants passent en premier, et ce avant des considérations monétaires, avant des questions d'organisation du personnel et avant toute autre considération, ce qui diffère considérablement de notre façon de voir. Les centres sont **leur** milieu de vie qui témoignent de leurs personnalités, de leurs expériences d'apprentissage et du travail qu'ils font. Ce milieu de vie leur appartient. Ils y créent et prennent le temps requis pour vivre le plaisir d'apprendre, pour expérimenter, pour faire des erreurs et se réajuster, pour rire et pour compléter une tâche à leur satisfaction.

L'approche Reggio Emilia est complexe et, au départ, son élaboration n'allait pas de soi. Il a fallu de longues années de recherche, d'expérimentation, d'engagement, de détermination et d'ouverture pour arriver à définir une approche qui contribue à améliorer l'éducation à la petite enfance. Tout n'est pas encore parfait puisque le domaine de la petite enfance change sans cesse. À cet égard, le personnel éducateur de Reggio Emilia est en constant renouvellement ; il ne considère pas cette approche comme un « produit fini ».

1.1. Les principes et les objectifs

L'approche Reggio Emilia se fonde principalement sur les philosophies de John Dewey et Lev Vygotsky. Les principes et objectifs à la base de cette approche concernent l'image de l'enfant et la création d'un milieu de vie chaleureux et stimulant pour les enfants, les éducatrices et les parents.

1.2. L'image de l'enfant

L'image de l'enfant représente la pierre angulaire de l'expérience éducative qui se fonde sur la pratique, la théorie et la recherche. L'accent est mis sur le respect de l'enfant en tant qu'apprenant. À cet égard, il est perçu et reconnu comme un être fort et compétent. Il est unique et a des droits plutôt que des besoins. Chaque enfant, peu importe son âge, est créateur et habile. Il possède des aptitudes, des potentiels, de la curiosité, de la flexibilité, de l'ouverture, le désir de grandir, le sens de l'émerveillement et un désir d'entrer en contact et de communiquer avec les autres. Ce désir est présent dès la naissance et représente un élément essentiel de la survie et de l'identification à l'espèce humaine. C'est pourquoi l'enfant s'exprime dans un contexte de pluralité de langages symboliques qui se traduit dans l'intérêt qu'il porte à la construction de ses apprentissages en utilisant tout ce que lui offre et lui apporte le monde qui l'entoure.

Ce que les enfants apprennent n'est pas nécessairement ce qui leur est enseigné. Au contraire, ce qu'ils apprennent est en très grande partie le résultat de leur propre volonté, de leurs activités et des ressources qu'on leur offre. C'est le résultat du processus de socialisation qui fait de l'enfant le maître d'œuvre de ses apprentissages. Les enfants, à tout moment et partout, jouent un rôle actif dans la construction et l'acquisition de connaissances et la compréhension des phénomènes qui les entoure. Ainsi, lorsque les enfants sont amenés à se percevoir comme créateurs, leurs motivations et intérêts explosent. Les apprentissages doivent donc représenter pour eux des expériences satisfaisantes.

Il existe un lien étroit entre le développement social et le développement cognitif. L'enfant se construit grâce aux interactions avec ses pairs, les adultes, les éléments présents dans le monde et les symboles. En tant qu'être humain, il fait partie d'un groupe social et possède les qualités requises pour participer et collaborer. Il faut donc le percevoir en relation avec les autres enfants, sa famille, ses éducateurs, sa communauté ainsi que son contexte culturel et sociétal.

Les relations et les interactions soutiennent et sous-tendent l'approche éducative dans toute sa complexité. Ce sont des aspects fondamentaux dans la construction de l'identité de chaque enfant. Quant à eux, les apprentissages émergent d'un processus de construction individuelle et sociale. Ainsi, le personnel éducateur doit établir une relation personnelle avec chaque enfant et ancrer cette relation dans le système social du centre. En retour, les enfants ne font pas que subir passivement leurs expériences, mais ils sont des agents actifs de leur propre socialisation et apprentissages avec leurs pairs. Leurs actions sont comprises non seulement en termes de réponses à l'environnement, mais aussi en termes de construction mentale développée par l'enfant, à travers ses interactions sociales. L'un des objectifs de l'approche Reggio Emilia est de soutenir le processus social d'apprentissage et d'aider les enfants à « apprendre à apprendre », tout en s'appuyant sur les autres.

L'expression de soi est propre à tout être humain. Elle se traduit par des représentations symboliques qui prennent différentes formes : les mots, les gestes, les arts (dessins, peinture, construction, sculpture, etc.), les jeux d'ombres, le collage, les jeux dramatiques, la musique, le conte, etc. Ces divers moyens d'expression, que l'approche qualifie de « **100** langages de l'enfant », amènent les enfants à des niveaux surprenants de communication, d'expressions symboliques et de créativité. Grâce à eux, les enfants découvrent et communiquent ce qu'ils savent, comprennent, posent des questions, sentent, imaginent. Ainsi, ils rendent leurs pensées « visibles » à travers une multitude de langages.

En accord avec les objectifs de l'approche Reggio Emilia, chaque enfant est renforcé dans son identité et son unicité par une reconnaissance de ses pairs et des adultes afin que chacun ressente un sens d'appartenance et de confiance en soi pour participer aux activités. Ainsi, l'approche favorise chez l'enfant un désir plus grand de communication et de maîtrise de tous les niveaux de langage ainsi que leur utilisation dans tous les contextes. Il en résulte que l'enfant découvre comment la communication accroît l'autonomie individuelle et de groupe. Ce dernier forme une entité spéciale qui unit les enfants à travers les échanges et les conversations, tout en respectant leur propre façon de penser, de communiquer et d'agir. Les activités en petits groupes sont privilégiées puisqu'elles favorisent la communication, les conflits fructueux, l'exploration et les compromis. Les enfants apprennent non seulement à partir de leurs expériences concrètes, mais aussi à travers la communication en posant des questions, en écoutant et en répondant.

Le langage représente le véhicule par lequel s'établissent les relations et se font les apprentissages. Toutefois, il ne se limite pas au langage parlé, de même que le concept des « arts » ne se limite pas à la peinture et à la musique. Chaque être humain s'exprime à travers différents langages incluant les gestes, la musique, la peinture, la sculpture, l'écriture, le dessin, les jeux sous toutes ses formes, bref, à travers tous les médias et les matériels à sa disposition. C'est ainsi que l'on perçoit les possibilités infinies d'expression et d'apprentissage dans l'approche Reggio Emilia.

Notons tout de même que le langage parlé des enfants occupe une place de taille. Il est à la fois fascinant et très important pour eux puisqu'il leur permet d'entrer directement en communication avec le monde que les entoure. Le développement des capacités langagières est donc largement soutenu. Au fur et à mesure qu'il prend forme, le langage parlé des enfants est rempli de fraîcheur, de spontanéité, d'innocence et d'honnêteté. L'adulte qui l'écoute peut apprendre à voir le monde de façon différente. La pensée intuitive des jeunes enfants repose sur des impressions immédiates qui sont ancrées dans tous leurs sens (vue, ouïe, odorat, toucher). Cette façon d'aborder le monde qui les entoure est différente de celle des adultes qui, trop souvent, perdent le sens de l'émerveillement et s'appuient uniquement sur un système logique de cause à effet en cherchant la « bonne réponse ».

Comme nous l'avons déjà mentionné, les enfants ne s'expriment pas uniquement à travers le langage parlé. Au contraire, ils utilisent, avec beaucoup de plaisir, différents médias qui leur permettent de construire leur compréhension du monde. Le dessin, le bricolage, les jeux de blocs, les casse-tête, la pâte à modeler ne sont que quelques exemples des moyens d'expression et des découvertes utilisées par les enfants pour enrichir leurs connaissances. Il importe donc que les enfants aient à leur disposition tout le matériel et les ressources dont ils ont besoin pour communiquer. Pour que les enfants se développent et grandissent à travers tous les langages, le personnel éducateur doit lui-même comprendre le potentiel qu'offrent ces différents langages et les qualités des divers matériels qu'il leur présente.

1.3. Le rôle du personnel éducateur

Le rôle du personnel éducateur est d'être présent, sans être « gênant ». Contrairement à ce qui prévaut dans une approche traditionnelle, Reggio Emilia se fonde sur le principe que l'adulte est celui qui écoute et non celui qui parle. Le personnel éducateur joue un rôle de partenaire en ce sens qu'il est à l'écoute des enfants ; il les observe ; il apprend avec eux et par eux ; il découvre leurs idées, leurs hypothèses, leurs théories ; il planifie et procède en fonction de leurs idées et de leurs intérêts. Il partage et guide aussi leurs découvertes, leur procure des occasions d'apprentissage et les stimule dans la résolution de problèmes. Le personnel éducateur reconnaît les capacités des enfants et ses propres capacités à grandir avec eux, à réinventer, à réapprendre avec eux, à organiser ses connaissances en fonction de ce qu'ils savent, ressentent et font.

Cette approche encourage l'originalité, la subjectivité et l'expression des différences. Ainsi, le personnel éducateur offre aux enfants la possibilité de vivre des situations de confrontation stimulante et des problèmes à résoudre en tant que membres d'un petit groupe de pairs. Une telle approche exige que les adultes, personnel éducateur et parents, se présentent comme des personnes-ressources sur lesquelles les enfants peuvent compter à titre de partenaire et de guide. À cet égard, le rôle du personnel éducateur ne se limite pas à satisfaire les besoins et à répondre aux questions, mais bien à aider les enfants à trouver leurs propres réponses et, surtout, à poser les bonnes questions.

Le personnel éducateur est constamment engagé dans la recherche de nouvelles façons de faire, de meilleures façons de répondre aux enfants, de moyens pour éveiller leur curiosité, de nouveaux thèmes, de matériel à explorer, etc. De plus, il documente le travail des enfants, discute et échange avec ses collègues de travail sur l'interprétation de son travail et de celui des enfants. Ces échanges représentent une source de formation continue et d'enrichissement théorique et pratique.

Auprès des enfants, la recherche, les méthodes déductives et l'enquête, à la manière d'un détective, sont privilégiées. On accorde une grande importance à l'inattendu et au possible, et l'on fait une large place au doute et à l'étonnement. Dans cette approche, le temps n'est jamais considéré comme étant perdu; le personnel éducateur laisse à l'enfant tout le temps qu'il lui faut pour chercher et réaliser un projet ou une activité.

Dans les centres Reggio Emilia, les rôles sont définis les uns par rapport aux autres et chacun d'eux contribue à modeler l'ensemble du projet éducatif d'un centre. Il importe de mentionner que deux membres du personnel éducateur travaillent avec un groupe d'enfants et suivent le même groupe pendant trois ans.

Le rôle du personnel éducateur est étroitement lié à la création de relations entre les personnes, entre les idées et l'environnement; il n'est pas perçu comme étant celui de transmettre les connaissances. Les membres du personnel éducateur se perçoivent comme des personnes capables de penser, de produire un vrai programme avec les enfants et en relation avec eux.

L'un des aspects fondamentaux de l'approche Reggio Emilia consiste à aller chercher les idées des enfants sur des choses auxquelles ils accordent de l'importance. Le défi du personnel éducateur est d'écouter les enfants et de leur permettre d'émettre leurs propres idées sur un sujet pour ensuite analyser avec eux ce qu'ils ont dit. Ce rôle est aussi de poser des questions ouvertes qui stimulent leur pensée et provoquent des discussions. Il ne cherche pas les « bonnes réponses », mais laisse aux enfants la chance de fournir leurs propres réponses. Ce ne sont d'ailleurs pas les réponses qui importent, mais le processus de recherche qui les sous-tend. Ce qui est également important, c'est la capacité du personnel éducateur à décoder et comprendre les idées des enfants afin de saisir ce qu'ils savent sur un sujet donné, leurs intuitions, leur pensée logique et créative, les analogies ou métaphores qu'ils utilisent pour communiquer leurs idées, ce qu'ils retiennent des idées des autres, comment ils voient les choses et ce qu'ils en pensent. Les idées des enfants se succèdent et s'entrecroisent en créant de multiples possibilités, ce qui permet au personnel éducateur d'avoir une idée de ce qu'il peut faire par la suite pour poursuivre le processus d'apprentissage.

Le personnel éducateur a également pour rôle d'assurer le suivi des apprentissages. À cet égard, il établit des objectifs généraux, guide les projets, prépare et présente du matériel à partir des intérêts des enfants. Il les observe et prépare la documentation.

Le personnel éducateur est soutenu par une conseillère pédagogique dont le rôle consiste à maintenir des relations en vue d'assurer la cohérence des valeurs, le respect de la philosophie, des principes et des objectifs visés et de promouvoir le développement professionnel et la formation continue. Son rôle se définit à partir de l'image de l'enfant, du personnel éducateur, des parents et du centre et, en retour, il contribue à renforcer cette image. Son travail est ancré dans le contexte unique de son milieu et des expériences éducatives qui s'y vivent.

Ce rôle est axé sur le professionnalisme en ce sens qu'elle assure le maintien et le soutien des choix philosophiques, éducatifs et éthiques qui sont adoptés par le centre de la petite enfance. Il garantit la cohérence et le suivi de la qualité du programme éducatif. Pour réaliser cet objectif, la conseillère pédagogique intègre et coordonne les composantes organisationnelles, techniques, pédagogiques, sociales et politiques du centre. Elle crée un climat dans lequel tout est interrelié et où les relations occupent la place la plus importante. À cet égard, elle soutient les relations entre les membres du personnel éducateur, les parents, les membres de la communauté et les administrateurs publics.

Elle travaille en collégialité avec le personnel éducateur et lui permet de s'engager dans un échange continu d'informations en ce qui concerne le fonctionnement du centre, tout ce qui s'y vit au plan social, éducatif et affectif, les découvertes au plan théorique et pratique ainsi que les développements au plan politique. Elle doit donc compter sur la collaboration du personnel éducateur qui la tient au courant de tout ce qui se vit au centre : les événements, les projets et les activités, ce qu'elles observent, ce que les enfants font, comment ils le font, les objectifs visés, les apprentissages réalisés, les projets à poursuivre, etc. Elle discute avec lui des situations vécues, des difficultés éprouvées, des apprentissages à poursuivre, des moyens à favoriser, du matériel à privilégier, des théories éducatives, du développement de l'enfant, des moyens d'intervention, de leurs relations avec les enfants et avec les parents, etc.

Avec le personnel éducateur, la conseillère pédagogique travaille à l'observation et à la documentation. Elle aide les membres du personnel éducateur à développer des habiletés d'observation et d'écoute des enfants. Elle les soutient dans leurs projets, dans la documentation des projets, dans la poursuite de leurs recherches. Elle les aide à réfléchir à partir d'un élément théorique pour voir comment il se traduit dans la pratique. Elle analyse les événements quotidiens afin d'en dégager une bonne compréhension et d'aller plus loin dans le processus d'apprentissage des enfants. Ces retours permettent au personnel éducateur d'accroître ses habiletés d'observation, de réflexion, de résolution de problèmes. La compréhension qui en résulte permet d'offrir aux enfants un environnement physique et humain qui respecte leurs droits, répond à leurs besoins et tient compte de leurs intérêts. Sans ces démarches, chaque membre du personnel éducateur demeure isolé et le fonctionnement du centre demeure fragmenté.

Comme l'éducation à la petite enfance se fonde sur la continuité entre le centre et la famille et se réalise dans l'écoute et les échanges, la conseillère pédagogique assure la création de liens étroits entre le personnel éducateur et les parents. Reconnaissant la place des parents au centre, elle construit des alliances avec les parents sur des questions importantes qui touchent l'éducation et propose des moyens de communication. Elle travaille donc en étroite collaboration avec le personnel éducateur et les parents sur les questions et les problèmes concernant les enfants, tout en respectant l'autonomie de chacun. Signalons que son rôle ne consiste pas à régler les problèmes pour les autres, mais à les encourager dans la résolution de leurs problèmes. Ainsi, elle est responsable de l'amélioration et du maintien de ces relations et organise des rencontres pour leur permettre de mieux se connaître ainsi que pour permettre aux parents d'être informés des projets et des activités de leurs enfants, de leurs progrès, de leurs difficultés, etc. Les échanges qui en résultent sont profitables pour tous, les enfants, les parents et les éducatrices.

Enfin, la conseillère pédagogique assure les liens entre le centre et la communauté en offrant des occasions de rencontre ou de visite du centre afin de rendre visible ce qui s'y réalise. Elle rencontre également les administrateurs publics et des représentants de différents milieux (incluant le milieu scolaire) et organismes afin de chercher les appuis dont le centre a besoin et d'assurer la continuité entre les services offerts aux jeunes enfants.

Une spécialiste en arts plastiques (*atelierista*) s'occupe de l'atelier où tous les enfants du centre sont appelés à apprendre à maîtriser divers langages symboliques. Cette spécialiste apporte un soutien au personnel éducateur qui travaille avec les enfants dans les mini-ateliers présents dans chaque local.

1.4. Les parents en tant que partenaires

La participation des parents est considérée comme un facteur essentiel et prend plusieurs formes. Les parents jouent un rôle actif dans l'expérience d'apprentissage de leurs enfants. Les idées et les habiletés qu'apportent les parents et les échanges d'idées entre parents et membres du personnel éducateur favorisent le développement de nouvelles façons d'éduquer. Ce qui amène le personnel éducateur à percevoir la participation des parents en termes de partenariat et d'intégration de nouvelles expertises et non en termes de menace ou d'intrusion. L'accent est donc mis sur la nécessité de combiner, dans la pratique, l'expertise des familles et celle des professionnels de la petite enfance.

1.5. Les relations

L'habileté à prendre plaisir dans les relations avec autrui et à travailler ensemble représente un aspect fondamental de l'approche Reggio Emilia. Il est essentiel que les enfants aiment leur milieu et qu'ils apprécient les interactions qu'il suscite. Il est également important que les membres du personnel éducateur aiment se retrouver et travailler ensemble, tout comme ils aiment se retrouver et travailler avec les enfants. Les relations se fondent principalement sur les échanges entre les individus. Placer les échanges au centre du programme vise à rendre les individus aptes à développer leur sens critique et leur pensée créative ainsi qu'à promouvoir la coopération, les interactions et les négociations. C'est également une façon de prendre le temps d'être ensemble, d'échanger sur des aspects de la vie qui nous préoccupent, d'analyser attentivement une expérience, un objet, une idée, de s'interroger et de trouver des solutions.

La qualité du programme repose sur la façon dont le personnel éducateur interagit avec chaque enfant et avec le groupe d'enfants, sur la façon dont les enfants apprennent, planifient, pensent ainsi que sur l'attention qu'ils se portent les uns aux autres.

Les relations entre les enfants revêtent également une grande importance. Ainsi, l'environnement est pensé et planifié de façon à favoriser les relations et la communication entre les enfants. Il en va de même en ce qui a trait à la qualité et la quantité des relations entre les collègues de travail. Les membres du personnel travaillent en collaboration étroite. Ils se rencontrent quotidiennement afin de déterminer ou de modifier le déroulement de la journée. Ils ont des échanges constants sur les valeurs, les activités et les projets, sur les moyens et le matériel à privilégier, sur la réalisation et l'évolution de leur travail et sur celui des enfants, sur ce qu'ils ont observé, sur leurs expériences, leurs difficultés, etc. Ils s'entraident, échangent les idées, font des suggestions dans le cadre de rencontres hebdomadaires, pendant la sieste des enfants. Ces rencontres représentent des moments privilégiés qui leur permettent de grandir au plan professionnel. Cette façon de procéder requiert du temps, de l'organisation et des habiletés de communication, mais elle est essentielle pour avancer et réussir pleinement.

1.6. L'environnement en tant que moyen d'éducation

L'environnement physique est conçu en fonction de l'esthétique et du plaisir qu'il procure ; il est également conçu de façon à favoriser les apprentissages. À cet égard, il se veut éducatif et prend toute son importance dans les enseignements qu'il permet de retirer. Il est étroitement lié à l'image de l'enfant en fonction de l'organisation du temps, des relations adultes-enfants, de l'autonomie des enfants et de leurs apprentissages ainsi qu'en fonction du temps requis pour l'observation, l'écoute et les échanges avec les enfants.

Cet environnement est amical, confortable, plaisant, organisé, propre, invitant et attirant ; il offre des possibilités infinies d'apprentissage. L'organisation et l'utilisation de l'espace visent à permettre les contacts, la communication et les relations. Chaque parcelle de l'espace doit avoir sa raison d'être et doit favoriser la découverte et les échanges. Les locaux sont organisés en vue de laisser place à une grande collaboration dans une approche qui privilégie l'apprentissage par résolution de problèmes. Un tel milieu nécessite d'être pensé et planifié en fonction des relations, des motivations et des intérêts. L'environnement idéal est celui qui favorise la qualité et la quantité des relations entre enfants, personnel éducateur et parents et entre les individus et les matériels, les idées et les expériences du monde qui les entoure.

1.7. Le curriculum

L'approche Reggio Emilia présente des idées nouvelles quant à la planification, aux projets, au matériel, à l'observation et à la documentation.

La planification renvoie à la préparation et à l'organisation de l'espace, du matériel, des idées, des situations et des occasions d'apprentissage. Cette planification se réalise en interaction avec les partenaires du processus éducatif, soit les enfants, les collègues de travail et les parents.

Le programme éducatif se fonde sur des stratégies flexibles et non sur une planification rigide. Il n'y a pas de cheminement préétabli ni d'horaires fixes. Le personnel éducateur prévoit et met en application des séquences qui se fondent non seulement sur les hypothèses initiales, mais aussi sur le travail au fur et à mesure qu'il se développe. Il n'a pas de plan entièrement prédéterminé et sa planification consiste à faire des hypothèses sur les directions que peut prendre un projet. Il choisit des moyens pour provoquer et maintenir l'intérêt des enfants. Le point de départ étant les idées exprimées par les enfants, leurs dessins, leurs productions et les jeux que le projet suscite, le personnel éducateur amène cette démarche vers des apprentissages qui vont toujours plus loin.

Le programme se construit au fil des jours, ce qui implique que le personnel éducateur soit à l'écoute des idées et des intérêts des enfants et qu'il définisse des objectifs conformes à ceux des enfants de façon à offrir des réponses créatives.

Bien que le programme laisse place à des activités spontanées, il est surtout centré sur des projets à court, moyen ou long terme. Les enfants ne sont pas engagés dans une séquence d'activités, c'est-à-dire qu'ils ne passent pas d'une activité à une autre à l'intérieur d'un temps prescrit. Au contraire, le personnel éducateur les encourage à répéter des expériences clés, à observer et à ré-observer, à examiner et à ré-examiner, à imaginer et à re-imaginer. En ce sens, le travail du personnel éducateur n'est jamais routinier ou prédéfini ; il est sans cesse réexaminé et expérimenté.

Ce qui caractérise l'approche Reggio Emilia est la façon dont les enfants sont impliqués dans des projets de recherche en profondeur. Ce type de projet ne nous est pas inconnu. Un projet est une sorte d'aventure de recherche qui prend naissance à la suggestion d'un adulte, à partir d'une idée d'un enfant, d'un événement ou d'une situation inattendue. Un projet peut être de courte ou de longue durée, allant d'une semaine à quelques mois. Il a pour objectif d'aider les enfants à aller plus loin sur un sujet ou un thème précis, de découvrir les phénomènes de l'environnement qui y sont rattachés et de captiver leur attention. Il permet aux enfants de prendre des décisions, en coopérant avec leurs pairs et en échangeant avec les éducatrices sur le travail à accomplir. Il accroît la confiance de l'enfant en ses capacités intellectuelles et l'encourage à continuer à apprendre.

Lorsqu'un sujet est choisi, les enfants y contribuent en y apportant leurs connaissances préalables et en suggérant des questions et des pistes d'exploration. Ils prennent l'initiative de la planification et assument des responsabilités quant aux observations à faire, aux informations à recueillir, à la collecte d'objets pertinents à examiner.

Ce type d'approche fait en sorte que, dans le cadre d'un projet, les résultats ne sont ni connus, ni prévus d'avance. Au contraire, au début d'un projet, le personnel éducateur discute de toutes les avenues possibles, échange sur les idées, les hypothèses, les choix des enfants et les démarches qu'ils souhaitent entreprendre. Ensuite, il prépare les étapes subséquentes en laissant suffisamment de place aux changements et à l'inattendu.

Les enfants sont activement impliqués dans un projet. Ils observent l'environnement, posent des questions et reproduisent, à travers divers médias ou langages, leurs observations, leurs idées, leurs souvenirs, leurs sentiments, leurs croyances et leur nouvelle compréhension du sujet. Certes, les plus jeunes dépendent davantage des adultes dans la construction de leur processus d'apprentissage. Toutefois, un projet doit être cette partie du programme dans laquelle leurs intérêts, leurs idées, leurs choix et leurs préférences priment. Il est démontré que les enfants qui ont la chance de vivre des recherches en profondeur sur des sujets précis et qui ont, dès leur tendre enfance, réalisé des démarches, des expériences de maîtrise et de compréhension d'un sujet en profondeur, continueront toute leur vie à avoir le goût d'approfondir leurs apprentissages.

1.8. L'espace et le temps

Dans les centres Reggio Emilia, il est possible de constater le lien particulier que l'on a établi entre le temps et l'espace ainsi que l'efficacité de l'environnement. Les besoins des enfants se traduisent dans l'organisation de l'espace et de l'environnement physique. Le temps mis à la disposition des enfants respecte leur rythme en tenant compte du plaisir qu'ils prennent à réaliser une activité ou un projet. Les enfants ne sont jamais poussés à finir un travail ou à produire des résultats immédiats. Ainsi, les horaires sont très flexibles.

1.9. Le matériel

La richesse du matériel accessible aux enfants se distingue, non pas par ses coûts, mais par sa variété et l'ingéniosité de son utilisation. Le personnel éducateur prend beaucoup de temps à préparer et à présenter le matériel et à réfléchir sur ses multiples usages.

Le choix du matériel est fait en fonction de l'âge des enfants et, dans tous les cas, il leur permet d'explorer, de découvrir et de créer. Tous les matériels présentent diverses possibilités d'utilisation, et ce à la suggestion et au choix des enfants. Chaque matériel offre ses qualités aux enfants et chaque enfant l'explore, découvre ses possibilités et ses limites. Chaque nouveau matériel donne à l'enfant la chance de mieux comprendre la richesse et la complexité du monde qui l'entoure.

Les coûts liés aux matériels sont peu élevés puisqu'ils sont, pour la plupart, cueillis dans la nature, fournis par les parents ou récupérés dans la communauté. Les jeux sont moins nombreux que les matériels. Ceux qui sont chers et ne stimulent pas la créativité sont écartés ; seuls sont retenus les jeux qui offrent la possibilité d'expérimenter, de développer des connaissances et des compétences.

Parmi les matériels, on retrouve ceux-ci : de la peinture et des crayons de toutes sortes, des pinceaux de différentes grosseurs et formes, des papiers et des tissus de toutes les couleurs et de diverses textures et grandeurs, des boutons, des rubans, de la ficelle, du fil à broder, des métiers faits de carton ou de bois, du papier transparent à utiliser sur les tables à lumière, des emballages de bonbons, de la pâte à modeler, de la glaise, du bois, des cartons, du verre teinté, des coquillages, des photocopies des photos des enfants, des revues, ainsi que tout le matériel susceptible d'être récupéré et utilisé par les enfants. De plus, on retrouve du matériel qu'offre la nature : des feuilles de différents arbres, des cônes, des glands, des bouts de branche, des fleurs séchées, du sable, etc. Le tout se retrouve dans les ateliers ou mini-ateliers sur des tablettes ouvertes à la vue des enfants. Les matériels sont placés dans des bocaux et des bacs transparents.

L'un des éléments importants de l'approche Reggio Emilia est lié à la transparence. Le personnel éducateur utilise divers moyens et matériels pour permettre aux enfants de découvrir un aspect fort important qu'offre la nature, soit la vision des choses à travers la lumière. Par exemple, certaines productions des enfants sont réalisées sur des papiers transparents et sont placées devant une fenêtre, sur une table transparente sous laquelle est placée une lumière ou, encore, les productions sont réalisées sur des acétates et reproduites par un rétroprojecteur, ce qui permet aux enfants d'explorer de nouvelles dimensions, avec divers matériels.

1.10. L'observation

L'observation se définit comme l'action de porter une attention minutieuse et méthodique de tout ce que vit l'enfant ou le groupe d'enfants. Elle permet de mieux connaître chaque enfant, de saisir son caractère unique, d'évaluer ses progrès dans chacune des dimensions de son développement global, de voir comment il perçoit l'environnement et participe au monde qui l'entoure, etc. L'objectif visé par l'observation est de répondre adéquatement aux besoins et aux intérêts de chaque enfant et du groupe d'enfants.

L'observation est d'abord et avant tout basée sur l'écoute des enfants; elle ne se limite pas simplement à regarder et à percevoir la réalité, elle implique également la construction de la réalité, son interprétation et sa révision. Comme les observations sont susceptibles d'être empreintes de partialité, il est essentiel de prendre des notes, d'utiliser une enregistreuse, des photos, des diapositives, des vidéocassettes, etc., parce qu'ils permettent de rendre visibles le processus d'apprentissage des enfants, leur façon d'apprendre, les aspects affectifs et relationnels. En bref, tous ces moyens contribuent à réaliser des observations justes et adéquates et procurent des informations qui pourront être réinterprétées et discutées entre collègues de travail afin d'éviter les interprétations subjectives.

Les observations réalisées par le personnel éducateur permettent de transmettre aux parents des informations justes sur le développement global de leur enfant, sur son implication dans les projets et activités, sur sa façon d'apprendre, etc. Les rétroactions fournies par le personnel éducateur enclenchent des échanges, consolident le partenariat et favorisent la participation des parents au projet éducatif de leur enfant. Enfin, les observations sont étroitement liées à la documentation puisqu'elles servent à la concrétiser.

1.11. La documentation en tant que moyen de communication

La documentation représente l'une des spécificités de l'approche Reggio Emilia; elle est perçue comme un élément fondamental dans l'éducation des jeunes enfants en ce sens qu'elle rend possible le soutien aux apprentissages. Elle implique la reproduction sur une affiche murale de tout le processus réalisé lors d'un projet. Elle comprend les commentaires du personnel éducateur sur les objectifs visés par une activité ou un projet, les commentaires des enfants durant et après le projet, des photos d'eux en action pendant sa réalisation, leurs productions réalisées tout au long du projet ainsi que leurs productions finales.

La documentation présente de nombreux avantages. En ce qui concerne les enfants, elle contribue à l'approfondissement des apprentissages. Grâce à elle, ils ont la chance de revoir, de réfléchir, d'interpréter, de se remémorer le cheminement parcouru et de s'évaluer, de se réajuster et de poursuivre leurs démarches. Ils peuvent également comparer leurs idées à celles des autres, résoudre des problèmes, discuter et échanger, et ce dans un contexte de collaboration. De plus, ils développent une plus grande curiosité, de nouveaux intérêts et une plus grande confiance en visualisant ce qu'ils ont accompli.

Dans le cadre des projets, le personnel éducateur utilise divers moyens visuels pour enregistrer et représenter les souvenirs des enfants, leurs idées, hypothèses, observations, sentiments, etc. Ces moyens permettent d'explorer la compréhension des enfants sur un sujet particulier, de revoir certains aspects de leur compréhension d'un phénomène et de l'enrichir grâce à ces nouvelles données. L'idée d'enregistrer les commentaires des enfants sur un sujet précis, au fur et à mesure que le projet avance, permet aussi de planifier la prochaine étape du projet en se basant sur les apprentissages réalisés et ceux qui sont à poursuivre. Les membres du personnel éducateur peut ainsi réécouter et revoir, seuls ou avec des collègues, les événements et les processus relatifs à un projet ou une activité.

La documentation permet en outre aux parents de savoir et de voir ce que font leurs enfants et comment ils le font. Ainsi, au lieu d'avoir seulement accès au produit final, ils peuvent suivre tout le processus d'apprentissage. Ils deviennent donc plus conscients des expériences des enfants. Les photos des enfants au travail, leurs questions et commentaires qui accompagnent leurs productions font en sorte que les parents peuvent partager et échanger sur les projets avec leurs enfants et avec les éducatrices. Enfin, comme les centres Reggio Emilia ne sont pas isolés de la société, mais en font partie intégrante, ils peuvent rendre visible la « culture de l'enfance » à l'extérieur du centre, par le biais de cette documentation.

Approche Reggio Emilia

Principes

- **Enfant**: élément central du service de garde (passe avant les aspects financiers et l'organisation des horaires du personnel éducateur par exemple). Accent mis sur ses droits.
- **Image de l'enfant**: être fort, compétent, unique, créateur et habile. Possède des aptitudes, des potentiels, de la curiosité, de la flexibilité, une ouverture, un sens de l'émerveillement et un désir d'apprendre, de s'exprimer, de communiquer. Maître d'œuvre de ses apprentissages. Joue un rôle actif dans la construction et l'acquisition de connaissances.
- **Être social**: accent mis sur le développement social. Se construit grâce aux relations et interactions avec ses pairs, les adultes et le monde qui l'entoure. Agent actif de sa socialisation.
- **Communicateur**: s'exprime à travers « 100 langages », soit des représentations symboliques (mots, gestes, arts, etc.), le langage parlé et les différents médias qui permettent de construire sa compréhension du monde.
- **Environnement** : éducatif. Favorise les apprentissages. Organisé en fonction de l'image de l'enfant, du temps et des relations.
- **Relations**: aspect fondamental. Qualité repose sur les relations adulte-enfant, enfant-enfant, personnel éducateur et parents, collègues de travail, personnel éducateur et communauté.

Curriculum

- Programme se construit au fil des jours. Laisse une grande place à la créativité.
- Préparation et organisation de l'espace, du matériel, des idées, des situations et des occasions d'apprentissage en interaction avec les enfants, les collègues et les parents.
- Stratégies flexibles, pas de planification rigide, pas de cheminement prédéterminé ou d'horaires fixes (respect du rythme et du plaisir d'apprendre).
- Activités spontanées, pas de séquence d'activités à l'intérieur d'un temps prescrit.
- Point de départ des projets et activités: idées exprimées par les enfants, situations, événements, etc.
- Projets à court, moyen ou long terme: aventure, recherche qui prend forme à partir des idées des enfants, la suggestion d'un adulte, un événement, une situation inattendue.
- Objectif des projets: aller plus loin sur un sujet ou thème précis, découvrir, apprendre, résoudre des problèmes, comprendre le monde...

Approche Reggio Emilia *(suite)*

- Résultats non connus ou prévus d'avance. Projet prend fin lorsque le thème est épuisé et les enfants sont satisfaits de leurs apprentissages.
- **Matériel** : varié. Permet d'explorer, de découvrir, de créer, etc., peu coûteux (récupération). Accent mis sur la transparence.
- **Documentation** : affiche murale qui présente le processus d'apprentissage. Comprend : commentaires des éducatrices sur les objectifs visés par le projet, démarches réalisées par les enfants (commentaires, photos, dessins, etc.).

Objectifs :

- pour ***les enfants*** : visualiser leur projet.
- pour ***le personnel éducateur*** : mieux comprendre le processus d'apprentissage, évaluer son travail, échanger avec ses collègues, s'améliorer, se renouveler.
- pour ***les parents et la communauté*** : connaître les expériences vécues par les enfants, susciter l'intérêt, la collaboration...
- pour ***le centre*** : créer des archives.

Personnel éducateur

- Partenaire : écoute les idées des enfants, observe, apprend avec l'enfant. Guide, stimule, crée, réinvente, etc.
- Planifie en fonction des intérêts et des idées des enfants.
- Chercheur : toujours en quête de nouvelles façons de faire, d'enrichir sa pratique. Réfléchit, se questionne, échange, etc. Crée des relations entre les personnes, les idées, l'environnement.
- Pose des questions stimulantes et laisse l'enfant trouver ses propres réponses.
- Comprend l'enfant, ce qu'il est, ce qu'il vit, ce qu'il pense...
- Assure un suivi des apprentissages, mais ne « transmet » pas les connaissances.
- Prépare le matériel, l'espace, la documentation.
- Observe : porte attention à tout ce que vit chaque enfant ou le groupe d'enfants.
- Évalue le progrès. Transmet des informations aux parents sur le développement global de leur enfant.
- Documente les projets. Moyens utilisés : caméra, enregistreuse, vidéo, prise de notes... (afin de rendre visible le processus d'apprentissage et réaliser des observations justes et adéquates et éviter les interprétations subjectives). Analyse et échange avec les collègues et les parents.
- Maintient un partenariat avec les parents.
- **Conseillère pédagogique et spécialiste en arts** : joue un rôle de soutien pédagogique.

2. ACTIVITÉ-PROJET. LE DÉVELOPPEMENT GLOBAL EN ACTION

Danièle Pelletier[2] a largement exploré la notion de projet. Se basant sur l'importance de bien intégrer le développement global au sein du curriculum, elle propose la mise en application de l'activité-projet qu'elle définit comme suit :

> L'activité-projet offre une situation d'apprentissage où l'enfant est l'acteur principal. Elle vise le développement global et elle a comme point de départ la proposition d'un projet adapté à l'âge des enfants.
>
> Une telle activité est en fait un prétexte à l'apprentissage où les tâches et les actions, qu'elles soient reliées ou non à l'activité, sont considérées comme aussi importantes les unes que les autres et représentent des occasions de développement.
>
> À partir d'une mise en situation stimulante, l'activité-projet propose aux enfants de résoudre, seuls ou en groupe, un problème concret ou d'accomplir une tâche réelle ou simulée[3].

2.1. Les principes

L'activité-projet se fonde sur les principes du développement global, soit :

- L'enfant se développe par ses interactions avec l'environnement humain et physique.
- L'enfant possède une tendance innée à se développer.
- Chaque enfant est différent des autres.
- Les enfants expérimentent de façon globale.
- Tout apprentissage comporte des risques.
- L'enfant apprend par essais et erreurs[4].

L'environnement éducatif dans lequel l'enfant évolue occupe une place très importante. Il importe donc :

> [...] de créer un milieu de vie qui favorise l'apprentissage et offre à chacun la possibilité d'actualiser tout son potentiel. Par différentes interventions, comme l'établissement des règles de vie, le choix du

2. Danièle Pelletier (1998). *L'activité-projet. Le développement global en action,* Mont-Royal, Modulo Éditeur.
3. *Ibid.,* p. 18.
4. *Ibid.,* p. 12.

matériel et des situations d'apprentissage, et l'organisation des activités de routine, l'éducatrice crée cet environnement éducatif. Pour soutenir l'actualisation du potentiel, cet environnement doit : assurer une réponse aux besoins de base des enfants ; mettre en place un climat humain favorable à l'apprentissage ; offrir des situations d'apprentissage qui placent l'enfant devant de nouveaux défis[5].

2.2. Les objectifs

Les objectifs de l'activité-projet sont, en tout premier lieu, d'assurer le développement global des enfants. D'autres objectifs s'y ajoutent soit : encourager la découverte et l'exploration personnelle ; développer l'autonomie ; stimuler la créativité ; proposer à l'enfant de nouveaux défis[6].

2.3. Les caractéristiques

L'activité-projet possède quatre caractéristiques ; elle se réalise dans le cadre :

- d'une activité semi-dirigée, se situant entre l'activité dirigée et l'activité libre, qui s'inscrit dans une gestion démocratique, c'est-à-dire un partage du pouvoir entre le personnel éducateur et l'enfant ;
- d'une perspective de résolution de problèmes à partir de situations concrètes et significatives pour les enfants ;
- d'une démarche de projet, soit la quête d'informations pour réaliser une tâche, l'orientation de l'attention vers la tâche, la recherche de solutions aux problèmes qui se posent et l'appropriation de ces solutions par l'évaluation de la tâche ;
- d'une vision transdisciplinaire, soit l'utilisation par l'enfant de toutes ses connaissances et ses compétences, et ce contrairement à une approche disciplinaire qui cloisonne les apprentissages[7].

---

5. *Ibid.*, p. 14.
6. *Ibid.*, p. 20.
7. *Ibid.*, p. 23 à 25.

2.4. Les conditions de réussite

Pour être réussie, l'activité-projet doit comprendre les éléments suivants :

- Elle est issue des intérêts des enfants et acceptée par eux.
- Elle est présentée sous forme de jeu. L'enfant est l'acteur principal.
- Le problème à résoudre est une occasion d'apprentissage.
- Le problème à résoudre peut donner lieu à diverses solutions.
- Elle permet à l'enfant de faire des choix.
- Elle est fondée sur le concret et le réel.
- Elle permet à tous les enfants qui s'y adonnent de réussir.
- Elle met à la disposition des enfants de la documentation et du matériel très diversifiés.

Évidemment, l'activité-projet doit être adaptée à l'âge des enfants. Elle implique aussi de la part du personnel éducateur des interventions éducatives appropriées, entre autres, le soutien et la stimulation.

2.5. Le rôle du personnel éducateur

L'intervention éducative (action d'agir consciemment et volontairement dans le but de soutenir, de stimuler ou d'influencer le développement des enfants) et l'intention pédagogique (le but que l'on vise et que l'on tente d'atteindre par les moyens choisis ou plus précisément par les diverses interventions éducatives) représentent deux aspects fondamentaux du rôle du personnel éducateur.

2.6. La planification

La planification de l'activité-projet fait partie des tâches que doit accomplir le personnel éducateur. Cette planification tient compte des composantes (étapes) et se présente comme suit :

Composantes	*Quoi planifier ?*
1. La tâche à accomplir ou le problème à résoudre	L'angle sous lequel le problème à résoudre sera présenté aux enfants.
2. La mise en situation	Les différents éléments déclencheurs qui donneront le goût aux enfants de réaliser l'activité proposée.
3. Le choix du matériel	Le matériel et la documentation nécessaires pour présenter une activité riche et augmenter les occasions d'exploration et de découverte.
4. Les pistes d'intervention	Divers moyens à utiliser pour favoriser le développement de chaque aspect de la personnalité de l'enfant tout au long du déroulement de l'activité.
5. L'évaluation	Les moyens utilisés pour amener les enfants à mettre en commun leurs découvertes, à porter un regard critique sur l'activité et à trouver des pistes pour aller plus loin.
6. L'organisation	Où, quand et comment se déroulera l'activité ? Quelles en seront les différentes étapes ?
7. Le déroulement	L'enchaînement des étapes principales de l'activité ainsi que le rôle et les intentions pédagogiques du personnel éducateur tout au long de sa réalisation[8].

2.7. Exemples reliés à l'activité-projet

Pelletier fournit une série d'informations et d'exemples touchant différents aspects de l'activité-projet, en y incluant le rôle du personnel éducateur. Ces informations concernent la planification, la résolution de problèmes, les mises en situation, le choix du matériel, les pistes d'intervention, l'évaluation, l'organisation et le déroulement. Enfin, Pelletier propose des activités-projets à expérimenter ainsi qu'un recueil d'activités[9].

8. *Ibid.*, p. 85.
9. Le lecteur trouvera à l'annexe I des exemples de projets.

Activité-projet

Principes	*Curriculum*	*Rôle du personnel éducateur*
• L'enfant se développe par ses interactions avec l'environnement humain et physique. • Chaque enfant est différent des autres. • L'enfant expérimente de façon globale. • Tout apprentissage comporte des risques. • L'enfant apprend par essais et erreurs.	• Offrir une situation d'apprentissage où l'enfant est l'acteur principal. • Viser le développement global et avoir comme point de départ la proposition d'un projet adapté à l'âge des enfants. • **Activité** constitue un prétexte à l'apprentissage où les tâches et les actions, reliées ou non à l'activité, sont toutes considérées comme importantes et représentent des occasions de développement. • À partir d'une mise en situation stimulante, proposer aux enfants de résoudre, seuls ou en groupe, un problème concret ou d'accomplir une tâche réelle ou simulée.	• Importance de l'intervention éducative (soutenir, stimuler ou influencer le développement global) et l'intention pédagogique (buts et moyens). • Capacité de choisir des moyens pour atteindre les buts visés.

3. APPRENDRE, C'EST UN BEAU JEU

Les concepteurs de ce modèle, Mireille Baulu-MacWillie et Réal Samson[10], soulignent d'abord l'importance du développement global dans toutes ses dimensions, soit cognitive, psychomotrice, socioaffective et langagière. Ils ajoutent à celles-ci le développement artistique et le développement par le jeu. Dans le cadre de ce modèle, la vision globale de l'enfant occupe une place fondamentale.

3.1. Les principes

Pour apprendre, l'enfant a besoin d'un milieu qui favorise les apprentissages. Ainsi, les principes fondamentaux de cette approche sont axés sur le rôle du personnel éducateur, sur les stratégies et les interventions et sur la qualité de l'environnement. Les interventions éducatives sont celles qui valorisent, stimulent, soutiennent et enrichissent chacune des dimensions du développement global. L'accent est mis sur le plaisir d'apprendre et sur les besoins individuels des enfants.

La connaissance du développement de l'enfant dans toutes ses dimensions et des étapes qu'il comporte représente un aspect incontournable de ce modèle. Il renvoie au fait que le développement est composé de différents processus de croissance réuni dans un ensemble intégré et cohérent. Parmi les autres principes, on retrouve :

- L'importance accordée au développement de relations humaines solides.
- La participation active des parents.
- L'équilibre entre les activités dirigées par les enfants et celles dirigées par le personnel éducateur.

3.2. Les objectifs

Le programme est basé sur des objectifs précis. Ils visent à créer un milieu d'apprentissage qui nourrit la curiosité naturelle de l'enfant, considérée comme l'élément déclencheur du processus de développement ; d'offrir des expériences à partir desquelles l'enfant peut voir l'effet de ses actions sur son environnement et créer une atmosphère de confiance. Les objectifs d'apprentissage et de croissance se fondent sur les aspects suivants :

---

10. Mireille Baulu-MacWillie et Réal Samson (1990). *Apprendre... c'est un beau jeu*, Montréal, Les Éditions de la Chenelière.

La curiosité naturelle de l'enfant	• L'incongruité, la surprise et la nouveauté dans la présentation de nouveaux concepts. • Des expériences à partir desquelles l'enfant peut voir l'effet de ses actions sur son environnement. • Des choix d'activités. • Une atmosphère de confiance pour que l'enfant puisse poser des questions sans craindre de faire des erreurs.
Le développement socioaffectif	Créer un milieu d'apprentissage qui permet de développer: • la confiance en soi, • l'autonomie, • l'esprit d'initiative, • l'identification à sa communauté et à sa culture.
Le développement cognitif	Créer un milieu d'apprentissage qui permet à l'enfant: • d'enrichir sa vision du monde (utilisation des cinq sens, déploiement des capacités motrices, exploration du langage, communication avec les adultes et les autres enfants, manipulation d'objets concrets, résolution de problèmes); • de développer ses fonctions symboliques (langage, jeu, expression dramatique, arts visuels, assemblage et construction).
Le développement langagier	Créer un milieu d'apprentissage: • qui invite l'enfant à communiquer avec les autres (enfants et adultes); • qui offre des situations de communication variées; • qui procure des expériences de langage riches et diversifiées (conversations, vocabulaires, histoires, contes, chansons, comptines, poèmes, etc.); • qui valorise les activités d'écoute, de lecture, d'écriture et de communication orale; • qui permet d'utiliser le français parlé de sa région et le français standard.

Le développement psychomoteur	Créer un milieu d'apprentissage: • où les activités psychomotrices font partie du programme; • qui permet à l'enfant de vivre des expériences variées de stabilité, de locomotion et de manipulation.
Le développement artistique	Créer un milieu d'apprentissage qui encourage l'enfant à utiliser l'expression artistique et tout particulièrement le dessin, pour exprimer sa vision du monde et des choses.
Le développement par le jeu	Créer un milieu d'apprentissage: • qui invite l'enfant à s'exprimer par le jeu; • qui offre à l'enfant des expériences de jeu diversifiées.

3.3. Le rôle du personnel éducateur

Les membres du personnel éducateur sont ceux « qui définissent les objectifs du programme éducatif, préparent le milieu d'apprentissage, donnent le ton aux relations humaines, planifient les activités, choisissent les matériaux, guident les enfants, mettent l'accent sur le plaisir d'apprendre, encouragent la participation des parents et surtout, interviennent pour répondre aux besoins individuels de tous et chacun[11] ».

C'est à eux aussi que revient la tâche d'exercer une vigilance constante, de ne pas perdre de vue le but de leur action en accordant trop d'importance à un aspect technique de leur tâche. Il importe qu'ils soient capables de remettre constamment en question les effets de leurs interventions sur les enfants.

3.4. Les centres d'apprentissages

Baulu-MacWillie et Samson favorisent les centres d'apprentissage. Ils expliquent que : « Le concept des centres, ateliers ou aires d'apprentissage a été développé pour permettre à un enfant d'évoluer dans un milieu ordonné, cohérent et bien défini. [...] Plus précisément, les

11. *Ibid.*, p. 29.

centres d'apprentissage sont des lieux d'exploration et de manipulation qui visent l'acquisition de connaissances, la pratique d'habiletés ou le développement d'attitudes[12]. » Ces centres, ayant des objectifs et des expériences différentes, créent un milieu riche d'apprentissage. Les centres proposés sont : un centre d'expression dramatique, un centre d'art, un centre d'observation, un centre de blocs, les bacs à eau et à sable, un centre mathématiques, un centre d'écriture et un centre de lecture.

4. AUTRES APPROCHES ET MODÈLES[13]

D'autres approches et modèles s'apparentent à ceux qui ont été reconnus comme de type ouvert. Le **Te Wariki Early Childhood Curriculum**[14], en Nouvelle-Zélande depuis 1996, se fonde sur des principes similaires, soit le développement global de l'enfant, son bien-être, ses besoins et ses intérêts. Il vise à développer ses compétences et la confiance en ses potentiels en tant qu'apprenant et communicateur. Il présente une réponse flexible aux besoins changeants des enfants, entre autres, basée sur l'exploration, les habiletés de coopération, les défis et le renforcement positif.

Le modèle **Bright Beginnings**[15] est pensé en vue d'offrir un environnement riche, centré sur l'enfant et son développement global. Il reconnaît l'unicité de chaque enfant et sa capacité de construire lui-même ses apprentissages en interaction avec son environnement et les relations qu'il établit avec les adultes et les autres enfants. De même, il met l'accent sur son besoin de vivre des expériences collées à sa réalité ainsi que sur sa motivation à apprendre à partir de ses intérêts et de sa curiosité naturelle.

Le **Anti-Bias Curriculum**[16], mis au point en Californie en 1989, se fonde sur les principes et objectifs élaborés par la NAYEC (National Association for the Education of Young Children) dans le cadre du Programme de développement approprié.

---

12. *Ibid.*, p. 47.
13. Le lecteur trouvera ces modèles sur Internet <www.education.tas.gov.au/ooe/publications/curriculum_issues/z/models/abc.html>.
14. David Hanlon (2002a). *Te Wariki Early Childhood Curriculum,* Melbourne, Office for Curriculum, Leadership and Learning, Tasmanis Government.
15. Charlotte-Mecklenburg Schools (2003). *Bright Beginnings,* Charlotte, N.C., Mecklenburg County.
16. David Hanlon (2002b). *Anti-Bias Curriculum,* Melbourne, Office for Curriculum, Leadership and Learning, Tasmanis Government.

CHAPITRE 10

Résultats de recherches
Aucun programme n'est supérieur à un autre

Dans la deuxième moitié du XXe siècle, le contexte socioéconomique et l'arrivée des femmes sur le marché du travail ont créé la nécessité de mettre sur pied des services de garde. Divers objectifs, dont celui d'assurer le sain développement des jeunes enfants grâce à une intervention éducative précoce, d'accroître les taux de réussite scolaire, de contrer le décrochage, de donner à tous des chances égales dans la lutte contre la pauvreté, ont contribué à renforcer l'intérêt pour l'éducation à la petite enfance. De plus, en 1989, la *Convention relative aux droits de l'enfant*[1] confirmait le droit des jeunes enfants à

1. Nations Unies (1991). *Convention relative aux droits de l'enfant,* Hull, Ministère du Patrimoine canadien.

recevoir des soins et une éducation de qualité appropriée à leur âge. Rares sont ceux qui peuvent, aujourd'hui, ignorer ou nier l'importance de l'éducation à la petite enfance.

Il n'est donc pas surprenant de constater que, dans ce domaine, la recherche se multiplie et qu'il en résulte un grand nombre de théories et de visions sur la façon d'éduquer les jeunes enfants. Ces différentes façons de voir se traduisent dans plusieurs types de programmes, de modèles et d'approches. Toutefois, aucun ne peut prétendre à la perfection et tous évoluent en fonction des résultats de recherches et des expériences vécues auprès des jeunes enfants.

La majorité des chercheurs sont d'avis qu'aucun modèle d'éducation à la petite enfance ne garantit des résultats positifs sur le développement à long terme. Peu importe le programme, aucun ne peut être qualifié de supérieur aux autres. Certes, l'éducation préscolaire présente des avantages pour tous les enfants, indépendamment de leur origine sociale. Toutefois, les bénéfices sont plus grands pour les enfants issus de milieux plus aisés que pour les enfants socialement désavantagés. En outre, parmi ces derniers, on note des différences entre les enfants qui ont eu accès à un programme d'éducation préscolaire et ceux qui n'y ont pas participé. De façon générale, rien n'indique que les enfants qui bénéficient d'interventions éducatives en bas âge soient assurés d'une réussite scolaire. Les seuls programmes ayant permis de relever une différence significative sont ceux qui s'adressaient aux enfants issus de milieux défavorisés et qui incluaient des volets relatifs à la santé et à l'alimentation ainsi que des services de soutien à la famille[2].

En ce qui concerne ce type de programme, Schweinhart et Weikart[3], entre autres, ont réalisé deux études, une première auprès de 68 jeunes adultes issus de milieux défavorisés et une seconde auprès de 123 jeunes américains d'origine africaine. Les résultats montrent que ceux qui ont profité d'un programme d'éducation à la petite enfance alors qu'ils avaient 3 et 4 ans étaient mieux adaptés à la société (moins d'arrestations criminelles, moins nombreux à dépendre de l'aide sociale, plus nombreux à avoir obtenu un diplôme du secondaire, etc.). Ces auteurs ont conclu qu'un dollar investi à la petite enfance permettait à la société d'économiser 7,16 $ à plus long terme.

---

2. Uri Bronfenbrenner (1974). « Is Early Intervention Effective? », *Report on Longitudinal Evaluations of Preschool Programs*, vol. II, Washington, D.C., Office of Child Development.

3. Lawrence Schweinhart et David P. Weikhart (1993a). *Preschool Child-Initiated Learning Found to Help Prevent Later Problems*, High/Scope Educational Research Foundation, Ypsilanti; Lawrence Schweinhart et David P. Weikhart (1993b). *High Quality Preschool Program Found to Improve Adult Status*, High/Scope Educational Research Foundation, Ypsilanti.

Ces résultats ont fait l'objet d'un grand intérêt un peu partout dans le monde. Aussi, au-delà des économies réalisées, on y voyait l'espoir d'une baisse du taux de criminalité, d'une diminution des prestations d'aide sociale, d'une plus grande réussite scolaire et, surtout, un moyen permettant de promouvoir l'égalité des chances pour tous. Dans plusieurs pays, l'intérêt pour l'éducation à la petite enfance se fonde donc en grande partie sur les bienfaits susceptibles d'en découler.

Certaines études longitudinales révèlent des gains dans divers aspects du développement global. Toutefois, les recherches réalisées par le *Consortium for Longitudinal Studies*[4] indiquent que les effets favorables sur le développement intellectuel sont de courte durée (deux ou trois ans). Au plan du développement socioaffectif, l'éducation préscolaire a des effets positifs dans la mesure où la famille est impliquée activement. Par exemple, en ce qui concerne les enfants issus de milieux défavorisés, les études américaines montrent que les programmes visant à compenser les handicaps socioculturels ainsi que le fait de fréquenter un centre d'éducation préscolaire ne garantissent pas les succès scolaires au primaire et au secondaire parce que les effets des actions compensatoires sur le quotient intellectuel s'estompent rapidement s'il n'y a pas de suite à ces niveaux. Ces études arrivent à la conclusion que l'éducation préscolaire engendre des effets bénéfiques à moyen et long terme **si** l'enfant bénéficie d'une qualité d'interactions au primaire et au secondaire. C'est précisément ce qui a été démontré dans le cadre du programme Head Start.

Bien que la grande majorité des programmes développés internationalement s'appuient sur une vision du développement naturel de l'enfant et reconnaissent l'importance de répondre à ses besoins, il est possible de relever une multitude de contextes d'apprentissage, de méthodes et de stratégies éducatives et même de visions différentes du processus d'apprentissage. Ainsi, selon les politiques, les contextes sociaux et les cultures, les principes et objectifs visés par l'éducation à la petite enfance varient d'un pays à l'autre. Par exemple, l'éducation à la petite enfance peut viser principalement la préparation des jeunes enfants à l'école par le biais d'apprentissages scolaires. Elle peut avoir pour objectif l'égalité des chances pour tous les enfants en s'adressant plus particulièrement à des enfants issus de milieux défavorisés en leur apportant des soins de santé, des services d'intervention précoce et de soutien aux familles. Elle peut être axée sur les « économies » à

4. Consortium for Longitudinal Studies (1983). *As the Twig is Bent... Lasting Effects ot Preschool Programs*, Hillsdale, NJ, Lawrence Erlbaum Associates.

réaliser à moyen et long terme en vue de contrer les échecs et les abandons scolaires. Elle peut aussi reposer sur le respect du droit des enfants à recevoir des soins et une éducation appropriés en complémentarité avec la famille. Ces principes et objectifs ont certes un impact sur la façon d'aborder les pratiques éducatives.

1. LES DIFFÉRENCES DÉPENDENT DE LA QUALITÉ

L'éducation préscolaire a un effet positif sur les compétences intellectuelles et sociales de tous les enfants lorsque les centres qui les accueillent offrent une réelle qualité, tant du point de vue de l'environnement physique que des interactions adulte-enfants. Ainsi, la majorité des chercheurs conviennent que ce sont les conditions d'implantation (environnement physique, taille des groupes, stabilité de l'équipe éducative, etc.) et les interactions entre les adultes et les enfants qui assurent la qualité d'un programme.

Kathleen Cotton et Nancy Faires Conklin[5] sont d'avis que les programmes d'éducation à la petite enfance ne s'équivalent pas tous en ce qui concerne la qualité des apprentissages et du développement des enfants. L'éducation à la petite enfance procure des bienfaits, toutefois, tous les programmes n'engendrent pas automatiquement des effets positifs à long terme. Pour produire de tels effets, les programmes doivent renfermer tous les aspects qui en assurent la qualité. Dans les faits, les conditions d'application semblent bien plus importantes que les caractéristiques mêmes du programme. La question principale de l'éducation préscolaire n'est donc pas tant de déterminer quel programme utiliser, que de savoir comment le gérer pour obtenir des résultats positifs.

2. POINTS DE CONVERGENCE

Bien entendu, tous les programmes éducatifs ont pour principes de base le bien-être et le sain développement des jeunes enfants. De même, la majorité des programmes repose sur des principes semblables.

---

5. Kathleen Cotton et Nancy Faires Conklin (1989). *Research on Early Childhood Education*, Portland, OR, Northwest Regional Educational Laboratory.

Il est aussi possible de constater que plusieurs modèles et approches partagent certaines valeurs et certains points au plan de la philosophie, par exemple : un programme centré sur l'enfant, sur son unicité, sur son rythme d'apprentissage, l'accent mis sur la créativité et la résolution de problèmes et la participation des parents en tant qu'aspect essentiel de l'éducation en milieu de garde.

Toutefois, ces principes peuvent être interprétés différemment et les objectifs qui en découlent peuvent différer d'un programme éducatif à l'autre. Il en est de même pour la mise en application des principes et objectifs qui, bien que similaires, ne se traduisent pas de façon identique dans la pratique quotidienne, c'est-à-dire dans le curriculum qui guide la pratique quotidienne.

3. QUELQUES COMPARAISONS

La National Association of Early Childhood Specialist[6] s'est penchée sur les problèmes reliés à certaines approches et à certains modèles d'éducation à la petite enfance. Cette association juge que ceux qui sont les plus adéquats permettent aux enfants de faire des choix et de prendre des décisions concernant ces choix. De même, elle reconnaît l'importance que les adultes (personnel éducateur et parents) respectent leurs initiatives. Les approches et modèles orientés vers la transmission des connaissances par les adultes seraient moins adéquats au plan du développement des habiletés, des compétences sociales et de l'autonomie. Ainsi, l'Association rejette les approches dites « traditionnelles » qui mettent l'accent sur l'entraînement, la mémorisation, la répétition et la pratique d'habiletés scolaires isolées, allant à l'encontre du développement de l'enfant dans ses apprentissages et faisant d'eux des personnes qui possèdent peu de capacité à penser par elles-mêmes, peu d'habiletés à résoudre des problèmes et peu de créativité.

6. S. Bredekamp *et al.* (1992). *Early Childhood Education,* Oak Brook, North Central Regional Educational Laboratory.

3.1. Différences entre un modèle de développement approprié et un modèle basé sur les acquis scolaires

Aux États-Unis, deux courants de pensée s'affrontent[7] : d'une part, les tenants d'une approche axée sur les apprentissages scolaires et, d'autre part, les tenants d'une approche axée sur les apprentissages par le jeu, en fonction du rythme de développement approprié de l'enfant. L'approche axée sur les apprentissages scolaires a reçu un accueil favorable de la part des médias et des parents, mais elle fut critiquée par les tenants de l'approche axée sur le développement approprié, car, selon eux, les enfants ne sont pas prêts à faire certains apprentissages ; il faut d'abord qu'ils comprennent le monde qui les entoure et qu'ils développent des attitudes et acquièrent des dispositions qui leur permettront d'intégrer des apprentissages scolaires. Ils soutiennent en outre qu'une approche axée sur de tels apprentissages ne favorise pas le développement de l'autonomie, élément essentiel pour assumer les responsabilités reliées à leurs apprentissages et à leur comportement. Ils ajoutent que si ce programme gagne en popularité, c'est que, de plus en plus aux États-Unis, l'accent est mis sur les apprentissages scolaires précoces et la performance.

À cet égard, des études longitudinales montrent que les enfants inscrits dans un programme qui favorise les apprentissages scolaires obtiennent des scores plus élevés aux tests de quotient intellectuel. Toutefois, ces gains disparaissent trois ans plus tard. Dunn et Kontos[8] rapportent que des équipes de recherche arrivent à la conclusion que les enfants vivent plus de stress et d'anxiété dans un environnement qui favorise l'approche scolaire que dans un environnement centré sur l'enfant. L'approche centrée sur le développement approprié crée un climat positif qui assure un sain développement socioaffectif. Or, cet aspect du développement est négligé dans les programmes centrés sur un modèle scolaire. L'accent mis sur la performance est trop souvent préjudiciable à la dimension socioaffective de l'enfant.

7. Stacie Goffin (1994). *Curriculum Models and Early Childhood Education : Appraising the Relationship*, Scarborough, Ontario. Prentice-Hall Canada ; R.A. Bredekamp *et al.* (1992). *What Does Research Say About Early Childhood Education ?*, Oak Brook, North Central Regional Educational Laboratory ; Judith L. Evans (2000b). *Early Child Development Program Options*, Early Child Development, Conference Abstracts.

8. Loraine Dunn et Susan Kontos (1997). *Developmentally Appropriate Practice : What Does Research Tell Us ?*, University of Illinois, Eric Digest <ericeece@uiuc.edu>.

En ce qui concerne le développement global, bon nombre de modèles et d'approches proposent une série de stratégies éducatives et d'activités reliées à des dimensions précises du développement (intellectuel, moteur, social, affectif, langagier, etc.). Or, il importe de comprendre que le développement global représente un tout et qu'il ne peut être « décortiqué ». La richesse d'une activité repose précisément sur le fait qu'elle touche simultanément à toutes les dimensions du développement global.

En ce qui a trait au développement cognitif, les recherches révèlent que les enfants qui vivent dans le cadre d'un modèle qui met l'accent sur le développement global sont plus créateurs et plus aptes à résoudre des problèmes. Ils ont une meilleure estime d'eux-mêmes et sont plus conscients de leurs compétences et habiletés cognitives. Il a également été démontré qu'il n'est ni nécessaire, ni souhaitable d'insister sur les apprentissages scolaires pour assurer la réussite scolaire ultérieure.

Dans le cadre des débats sur les différents modèles à privilégier, plusieurs auteurs se sont penchés sur les différences entre un modèle de développement approprié et un modèle scolaire. Ces auteurs notent qu'il existe différentes façons de percevoir l'éducation à la petite enfance et qu'elles se reflètent sur la pratique, la philosophie, les valeurs, les croyances ainsi que la façon de percevoir la nature et le développement de l'enfant. À cet égard, Wein[9], notamment, compare deux modèles opposés :

- dans le **modèle basé sur les acquis scolaires**, on perçoit l'enfant comme celui qu'on instruit, celui à qui l'adulte transmet des connaissances. L'enseignement en forme la base. L'adulte possède l'autorité dans tous les domaines, sauf en ce qui concerne les jeux libres (c'est-à-dire libres des instructions de l'adulte). L'adulte prend tout en charge. Il définit les objectifs, planifie seul, organise les activités et en évalue les résultats. Il a le rôle d'initiateur et l'enfant, celui d'exécutant. L'adulte a des attentes précises auxquelles tous les enfants doivent répondre. Les résultats visés sont conformes à ces attentes. Les activités sont prédéterminées et obligatoires. Les enfants y participent de la manière dont cela a été prévu afin d'apprendre un contenu spécifique. Les horaires sont fixes, les activités se succèdent et se déroulent selon un temps prescrit.

9. Carol Wein (1995). *Developmentally Appropriate Practice in « Real Life »*, New York et Londres, Teachers College Press, Columbia University.

- dans le **modèle de développement approprié**, on perçoit l'enfant comme celui qui prend l'initiative de l'action. Dans ce modèle, l'adulte et l'enfant sont des acteurs qui construisent ensemble les connaissances à travers les interactions. L'enfant apprend de différentes façons à comprendre le monde. Il est donc libre de choisir ses expériences en fonction de son âge, de ses besoins et de ses intérêts. L'adulte présente à l'enfant les ressources dont il a besoin et lui permet de choisir les activités et de gérer son temps. L'adulte laisse tomber en partie son rôle d'animateur pour permettre à l'enfant d'influencer le déroulement des activités, de présenter des idées et des plans ainsi que de poser des questions et de prendre des responsabilités. L'adulte utilise les questions des enfants et fait en sorte que leurs idées se concrétisent. L'adulte propose une variété d'activités et de matériels. Ensemble, les enfants et l'adulte contribuent à leur déroulement et à leur utilisation. L'adulte garde toutefois la responsabilité du groupe d'enfants. Les horaires sont flexibles et laissent place à la spontanéité.

Contrairement au modèle scolaire, le modèle de développement approprié est centré sur l'enfant, son unicité et son développement global. L'enfant y prend des décisions et apprend avec tout son corps et non seulement avec son esprit comme le veut le modèle scolaire. Ce dernier ne laisse pas de place à la prise en charge et à la prise de décisions et met l'accent sur le contrôle, par l'adulte, des apprentissages ainsi que sur la maîtrise d'un contenu spécifique.

3.2. Approche centrée sur l'apprentissage et approche centrée sur l'enfant

Dans son livre intitulé *L'activité-projet. Le développement global en action*[10], nous l'avons vu, Danièle Pelletier propose une approche fort intéressante qui mérite d'être explorée. Ayant noté certaines difficultés à mettre en application un programme éducatif axé sur le développement global, elle s'est penchée sur les causes possibles de ces difficultés. Elle en vient à montrer que celles-ci sont souvent liées au recours à une approche traditionnelle qui prévaut notamment dans les écoles et qui est susceptible d'influencer le personnel éducateur ayant été éduqué à partir d'une telle approche. Elle établit d'abord une série de

---

10. Danièle Pelletier (1998). *L'activité-projet. Le développement global en action*, Mont-Royal, Modulo Éditeur.

comparaisons entre une approche centrée sur l'apprentissage (approche traditionnelle[11]) et une approche centrée sur l'enfant (approche à privilégier pour assurer le développement global de l'enfant[12]). Le tableau 11 résume les principaux éléments relevés par Pelletier.

Pelletier constate que, souvent dans les services de garde, les méthodes pédagogiques associées à l'approche centrée sur l'apprentissage sont utilisées dans les milieux qui prônent une approche centrée sur l'enfant. Elle note que :

> La plupart des programmes éducatifs des services de garde du Québec retiennent le développement global comme option éducative plutôt que l'acquisition de connaissances ou le développement d'habiletés précises chez les enfants.
>
> Par contre, les situations d'apprentissage offertes aux enfants sont souvent organisées en fonction d'habiletés précises à développer. L'influence de l'approche centrée sur l'apprentissage, appelée aussi approche analytique, en est probablement la cause.
>
> En outre, dans certains programmes d'activités, on peut favoriser le développement global en proposant une variété d'activités rattachées à des disciplines. Pour élaborer ces programmes, plusieurs décomposent le développement global en diverses composantes et établissent les habiletés à développer chez les enfants d'un groupe d'âge donné. Dans ces programmes, les situations d'apprentissage proposées par les éducatrices se résument souvent à des activités dirigées. Par exemple, une activité bien précise sera organisée pour « développer le sens du rythme ». On constate que peu de situations d'apprentissage sont planifiées en fonction d'une approche globale du développement. [...] En revanche, on accorde souvent une attention particulière à l'organisation de l'environnement physique et plusieurs périodes d'activités libres sont prévues à l'horaire, afin de permettre à l'enfant de se développer à son rythme et de choisir ses activités. [...][13]

---

11. L'approche traditionnelle basée sur le béhaviorisme considère que l'être humain est un organisme qui réagit à la stimulation. Sa motivation dépend de phénomènes extérieurs à lui ; pour qu'il soit motivé, on doit agir sur lui (Legendre, 1993, p. 882). Cette approche met donc l'accent sur le lien stimulus-réponse ainsi que sur la transmission et l'intégration des connaissances.

12. L'approche globale se définit comme étant une manière d'aborder, d'envisager chacune des activités ou situations d'apprentissage offertes aux enfants comme une occasion de développement de toutes les facettes de sa personne. C'est une façon de comprendre, d'être et de faire qui accorde autant d'importance à chacun des aspects de la personnalité de l'enfant. C'est une vision particulière du développement par laquelle l'éducatrice reconnaît que le développement de l'individu s'opère dans des directions diverses et multiples qui vont souvent au-delà des objectifs qu'elle aurait pu fixer.

13. Danièle Pelletier (1998). *L'activité-projet, op. cit.*, p. 10.

Tableau 11
Différences entre l'approche centrée sur l'apprentissage et l'approche centrée sur l'enfant

Approche centrée sur l'apprentissage	*Approche centrée sur l'enfant*
Théorie : **béhaviorisme**	Théorie : **constructivisme**
Principes :	Principes :
• Transmission des connaissances. • Apprentissages prédéterminés. • Souci d'efficacité. • Contrôle du rythme de développement. • Enseignement programmé. • Accent mis sur la performance. • Programme définit les objectifs généraux et spécifiques à atteindre pour tous. • Programme centré sur les apprentissages. • Pédagogie de l'effort. • Accent mis sur le développement cognitif. • Accent mis sur l'avenir (prépare pour l'avenir).	• Construction de la connaissance. • Apprentissages basés sur les intérêts et les besoins. • Développement des potentiels et des capacités. • Respect du rythme. • Choix des moyens pour assurer le développement. • Accent mis sur le plaisir d'apprendre. • Programme définit les principes, la philosophie éducative et les objectifs généraux qui guident les interventions éducatives. • Programme gravite autour de l'enfant. • Pédagogie de l'intérêt. • Accent mis sur le développement global. • Accent mis sur le présent.
Enfant :	*Enfant :*
• Récepteur. • Apprend ce qui lui est enseigné. • Apprend progressivement, selon des séquences préétablies. • Dans la résolution de problèmes, doit avoir la bonne réponse.	• Apprenant actif, est au centre de l'action. • Maître d'œuvre de ses apprentissages et de son développement. • Évolue à son rythme. • Dans la résolution de problèmes, trouve ses propres réponses.

Tableau 11
Différences entre l'approche centrée sur l'apprentissage et l'approche centrée sur l'enfant *(suite)*

Approche centrée sur l'apprentissage	*Approche centrée sur l'enfant*
Personnel éducateur:	*Personnel éducateur:*
• Est au centre de l'action, transmet son savoir, dirige et prend en charge les apprentissages.	• Guide, conseille, soutient les apprentissages, éveille l'enfant au savoir, est une personne-ressource.
• Détermine les stratégies pédagogiques.	• Crée un environnement éducatif qui répond aux besoins et aux intérêts de l'enfant.
• Contrôle le rythme de développement et d'apprentissage.	• Laisse l'enfant évoluer à son rythme.
• Détermine les activités et les objectifs à atteindre.	• Planifie les activités avec les enfants et leur fait vivre des expériences nouvelles.
• Attache de l'importance aux résultats et attend la bonne réponse.	• N'accorde pas d'importance aux résultats mais au processus de développement des compétences et des habiletés.
• Croit qu'il faut agir sur l'enfant.	• Fait confiance à l'enfant.
• Ne permet pas l'expression des sentiments.	• Met l'accent sur la spontanéité.
• N'exploite pas la créativité.	• Cherche la créativité et l'innovation.
• Applique une discipline autoritaire.	• Encourage la discipline personnelle.

De nouveaux moyens sont donc à élaborer, si l'on souhaite mettre en œuvre les orientations des projets éducatifs. Il est nécessaire que les programmes d'activités soient enrichis de situations d'apprentissage riches et stimulantes qui favorisent le développement de tous les aspects de la personnalité de l'enfant. Ce type d'activités ne devrait pas viser l'acquisition de connaissances précises ni la maîtrise d'habiletés spécifiques, mais être planifié en fonction d'objectifs de développement. Il devrait laisser davantage de place aux enfants que l'activité dirigée, susciter des apprentissages en lien avec leurs besoins et respecter leur façon de découvrir le monde. Une activité conçue en fonction d'une approche globale du développement serait plus conforme aux visées des projets éducatifs des milieux de garde.

4. CHANGEMENT ET CRÉATIVITÉ

La pratique éducative auprès des jeunes enfants s'est grandement modifiée dans les trente dernières années. Sally Wylie et Muriel Axford, deux enseignantes à la petite enfance, notent avec justesse :

> Nous sommes passées d'une approche traditionnelle fondée sur des thèmes à une programmation davantage centrée sur l'enfant. Les professionnelles de la garde d'enfants [*sic*] travaillent aujourd'hui avec des enfants dont les besoins sont différents de ceux d'il y a dix ans. [...] L'influence de philosophies relativement nouvelles, telles High/Sope et Reggio Emilia, ont suscité des idées nouvelles et des pratiques différentes et propices au changement. [...] En même temps, l'adoption de nouvelles philosophies est synonyme de nouvelles façons de penser. Faut-il planifier pour septembre à décembre ou seulement pour aujourd'hui en fonction du moment présent ? Comment sommes-nous arrivées à établir qu'une semaine est verte et la suivante est jaune ? Si les enfants d'aujourd'hui sont différents, pourquoi utilisons-nous les programmes d'il y a cinq ans ? Notre discipline vit une époque de transition et il est normal que les changements suscitent des questions[14].

Compte tenu des différences notées tant au plan des objectifs que des pratiques éducatives et du fait qu'il a été démontré qu'il est impossible de croire qu'une approche ou un modèle est supérieur à un autre, on peut se demander comment choisir ce qui convient le mieux à notre milieu[15]. À cet égard, il importe de se rappeler que chaque milieu est unique et l'éducation des jeunes enfants est un processus créateur qui repose, en grande partie, sur le personnel éducateur et sa capacité d'innover. Ainsi, il a la possibilité de choisir des composantes de différents modèles ou approches afin de retenir certains éléments en fonction de la philosophie et des objectifs du programme éducatif ainsi que des besoins et de la réalité du milieu.

---

14. Sally Wylie et Muriel Axford (2000). « Si les enfants sont différents, pourquoi offrir les mêmes programmes ? », *Interaction*, été, p. 12, Fédération canadienne des services de garde à l'enfance.

15. L'annexe II présente une série de questions susceptible d'enclencher la réflexion sur ce qui convient mieux à notre milieu.

Conclusion

En ce qui concerne les centres de la petite enfance (CPE), les principes et objectifs à la base du programme éducatif ont été définis par le ministère de la Famille et de l'Enfance (*Programme éducatif des centres de la petite enfance*). Les principes de base de ce programme présentent une vision globale des effets positifs d'un programme sur le développement global de l'enfant. Ces principes sont basés sur les connaissances du développement global de l'enfant, sur les étapes de son développement et sur ses besoins. Ils se fondent sur un rationnel théorique relatif aux apprentissages que l'enfant fait dans les premières années de la vie. Chaque CPE et chaque membre du personnel éducateur s'y réfèrent pour planifier, mettre en pratique et évaluer son programme quotidien. De même, chaque CPE a établi sa philosophie et les valeurs qu'il privilégie. Il ne s'agit pas de réinventer la roue, de partir à zéro. Il n'y a pas de recette magique quant aux étapes à suivre ; c'est un important travail d'équipe qui exige une bonne planification.

Compte tenu des particularités de chaque milieu, il est impossible de fournir des directives précises que tous les CPE devraient suivre à la lettre pour planifier le programme d'activités au quotidien et le mettre en application. Nous ne pouvons que proposer des lignes directrices susceptibles d'enrichir la réflexion. Il revient à l'équipe de travail et à chaque membre du personnel éducateur de réfléchir sur ce qui lui convient le mieux en fonction des valeurs, du contexte et des particularités du milieu ainsi que de l'approche éducative qu'il souhaite privilégier.

Rappelons toutefois que c'est grâce au programme d'activités quotidiennes, basé sur des expériences concrètes que les enfants réalisent des apprentissages et se développent de façon appropriée. Un programme de qualité offre un choix d'activités, de matériel et de ressources qui respectent les intérêts, l'âge et le rythme de développement de chaque enfant.

Le personnel éducateur assure les soins, la sécurité et l'éducation des jeunes enfants qui lui sont confiés. L'aspect professionnel de son rôle exige qu'il soit en mesure de démontrer le sérieux de son travail et d'exprimer son point de vue sur les objectifs appropriés à la structure dans laquelle il travaille. Il lui faut acquérir un professionnalisme qui lui permet d'articuler les objectifs et les pratiques éducatives, de les remettre en question et de les reconsidérer à la lumière de situations nouvelles. Ce sont là des aspects fondamentaux reliés à sa reconnaissance sociale.

QUEL MODÈLE OU APPROCHE FAUT-IL CHOISIR ?

Ce relevé de la littérature visait à mieux connaître l'éducation à la petite enfance, plus particulièrement ses théories, ses programmes, ses modèles et ses approches. Il nous a permis de nous attarder brièvement sur ce en quoi consistent des services à la petite enfance de qualité, de réaliser un bref retour sur le *Programme éducatif des centres de la petite enfance* et de nous interroger sur les principaux aspects en lien avec cette qualité.

Dans les centres de la petite enfance, bien que la mise en application des principes et objectifs du programme éducatif soit essentielle, elle ne va pas de soi. De nombreux modèles et approches ont été élaborés à cet égard. Toutefois, comme nous l'avons vu, les recherches montrent qu'aucun d'entre eux n'est parfait ou idéal, bien que la plupart présentent de nombreux éléments communs qui, en fait, constituent les fondements mêmes de l'éducation à la petite enfance. Ces données obligent à nous poser la question suivante : quel modèle ou approche faut-il choisir afin d'assurer la qualité de l'éducation dans notre milieu ?

Certains critères peuvent guider nos choix. Ainsi, l'approche ou le modèle retenu doit correspondre à la philosophie éducative de notre pratique. En effet, il importe qu'il y ait cohérence entre les principes qui guident la pratique, les objectifs visés, les valeurs privilégiées et la mise en application dans le quotidien. Il est en outre essentiel qu'une approche ou un modèle respecte les caractéristiques et les particularités du milieu, soit l'environnement physique et humain du centre de la petite enfance ainsi que les ressources disponibles. De plus, un modèle ou une approche doit « coller » à la personnalité des membres du personnel éducateur, à leur façon de percevoir l'éducation et le développement de l'enfant, à leur perception de leur pratique éducative, à leur désir d'innover... Enfin, un dernier critère, et non le moindre, le choix d'une approche ou d'un modèle doit tenir compte du groupe et de chaque enfant qui en fait partie. À cela s'ajoutent les différentes situations susceptibles de se produire au quotidien, les changements qui surviennent d'année en année, l'évolution des pratiques éducatives auprès des enfants, bref, la réalité des milieux de garde.

Finalement, en s'interrogeant sur le modèle à privilégier, il faut se demander s'il est vraiment possible de s'en tenir à un seul modèle ou à une seule approche pour répondre de façon satisfaisante à tous les besoins et pour assurer la qualité de l'éducation à la petite enfance. Il n'est certes pas exclu de s'inspirer de certains éléments dans plusieurs approches ou modèles. Cette démarche est essentielle. La connaissance de nombreux modèles et approches permet à tout le moins de faire des choix et d'enrichir la réflexion. En posant ces choix, il importe de se rappeler qu'une approche ou un modèle ne peut pas être appliqué intégralement et qu'il est indispensable de l'adapter à la réalité du milieu et au vécu quotidien.

Annexe I
Exemples de projets

ÉTAPES POUR TOUS LES PROJETS[1]

- Ils sont proposés par les enfants (à partir de leurs idées, leurs intérêts, leurs besoins) et le personnel éducateur.
- Les enfants et le personnel éducateur émettent des hypothèses, se questionnent, cherchent et introduisent de nouvelles données.
- Le personnel éducateur écoute les enfants, trouve des documents pertinents (livres, vidéo, etc.), enregistre, prend des notes et documente le travail.
- Les enfants testent leurs hypothèses, vérifient, se heurtent à des difficultés, trouvent des solutions, des réponses à leurs questions.
- Le personnel éducateur prend des photos des travaux réalisés, des découvertes pour compléter la documentation.
- Les enfants font un retour en grand groupe.
- Ils invitent les enfants d'autres groupes et les parents, s'il y a lieu, à admirer leurs réalisations.

Le tout se réalise dans un contexte de coopération, d'échanges, de discussions, d'initiative individuelle, de partage de responsabilités, de résolution de conflits et de problèmes.

EXEMPLES DE PROJETS

Les balles

Lillian Katz[2] raconte le déroulement d'un projet vécu par un groupe d'enfants de 4 et 5 ans sur une période d'environ un mois. Ce projet sur les balles fut mis sur pied par les enfants et l'éducatrice. Celle-ci a d'abord invité les enfants à demander à leurs parents, voisins et amis de fournir des balles de toutes sortes. En peu de temps, 36 balles différentes composaient la collection : balles de ping pong, de tennis,

1. Sylvia C. Chard (2000a). *Criteria for the Selection of a Topic for a Project,* Edmonton, Alb., Project Approach, Department of Elementary Education.

   Sylvia C. Chard (2000b). *Key Events,* Edmonton, Alb., Project Approach, Department of Elementary Education.
2. Lillian G. Katz (1999b). *All about Balls : A Preschool Project,* Champaign, Ill., Children's Research Center, University of Illinois.

de criquets, de croquets, de billard, de golf, de bowling, de football, de soccer, de volley-ball, de basketball, de baseball, ballons et ballons de plage. Des billes, des bonbons ronds, de la gomme, des boules de coton et un globe terrestre se sont ajoutés à la collection.

À la première étape du projet, les différentes formes, fonctions et propriétés des balles (texture de la surface, dimension, taille, circonférence, poids, hauteur des bonds, etc.) ont fait l'objet d'hypothèses, d'échanges et de discussions. Par exemple, les enfants plus âgés se demandaient si le globe terrestre pouvait être inclus dans la catégorie des balles ou si une balle est uniquement un objet avec lequel on peut jouer.

L'éducatrice profitait de l'occasion pour apporter des livres qui montraient que dans un grand nombre d'appareils électriques, de dispositifs, de véhicules, etc., des billes sont utilisées pour en assurer le fonctionnement. Elle a introduit la notion de « sphère », de « sphérique », de « circonférence ». C'est alors que les enfants ont posé des questions sur la forme du ballon de football qui, bien qu'il ne soit pas « sphérique », est classé parmi les balles.

À la deuxième étape, les enfants ont commencé à explorer et à chercher des réponses aux questions soulevées lors de la première étape. Un groupe d'enfants ont émis des hypothèses concernant le poids des balles en tentant d'évaluer lesquelles sont les plus légères ou les plus lourdes. Ils ont pesé chacune d'elles et vérifié la pertinence de leurs hypothèses. Ils ont ensuite classé les balles par ordre de pesanteur, de taille et de dimension.

Un autre groupe a construit un plan avec des blocs et des planches afin d'y faire rouler les balles et de vérifier la rapidité atteinte par chacune d'elles. Ils ont émis des hypothèses sur celles qui se rendraient plus loin après une « glissade » sur un plancher, sur un tapis, sur le gazon et sur des petites roches. L'éducatrice a alors introduit la notion de « résistance » faisant en sorte que la course d'une balle est ralentie sur une surface comme le gazon et les petites roches alors qu'elle l'est moins sur un tapis et pas du tout sur un plancher de bois ou un linoléum.

Un autre groupe a étudié la surface des balles pour constater la grande variété qui caractérise les balles. Un autre groupe s'est penché sur la hauteur des bonds des différentes balles et, contrairement à ce que les enfants croyaient, ils ont pu constater que bon nombre de balles ne rebondissent pas.

Les enfants se sont ensuite intéressés au contenu intérieur des balles. L'éducatrice a alors introduit les notions de « creux », « vide », « solide », « plein ». À l'exception des balles très dures, les autres balles ont été ouvertes et leur contenu, examiné. Enfin, les enfants ont échangé sur l'utilisation des balles dans différents sports et jeux : quelles balles sont frappées avec un bâton, un maillet, une raquette ? Quelles balles sont facilement lancées et attrapées, bougées avec les mains et les pieds ?

Ils ont émis des hypothèses sur les sports et les jeux les plus populaires. Ils ont questionné leurs parents, leurs voisins, leurs amis sur les sports et les jeux qu'ils pratiquaient ou qu'ils aimaient regarder et ont confronté leurs hypothèses aux réponses reçues.

À la troisième étape, les enfants, ayant terminé leurs recherches, se sont réunis en grand groupe pour faire part de leurs découvertes à leurs pairs. Ils ont invité leurs parents à qui ils ont présenté les résultats de leurs recherches sous toutes les formes testées. Ils étaient prêts à répondre à toutes les questions qui leur étaient adressées.

Dans le cadre de ce projet, les enfants ont émis des hypothèses, questionné, fouillé, mesuré, pesé, testé, vérifié des faits, trouvé des solutions..., le tout, dans un contexte de coopération, d'échange, de discussions, d'initiative individuelle, de partage de responsabilités, de résolution de conflits et de problèmes. Ils ont éprouvé des difficultés, par exemple, pour mesurer la circonférence d'une balle et la hauteur des bonds. Au fur et à mesure de leurs découvertes, ils ont été invités à expliquer aux autres comment ils sont arrivés à une solution, à résoudre le problème. Ainsi, leur façon de s'exprimer et de raisonner a été automatiquement accrue.

Les animaux de compagnie[3]

- Un enfant raconte qu'il est allé chez son oncle qui a un lézard comme animal de compagnie.
- Les autres enfants posent des questions : pourquoi un lézard ? qu'est-ce qu'il fait avec ? qu'est-ce que ça donne ? qu'est-ce que ça mange ? est-il en cage ?
- Les enfants font des liens avec d'autres animaux de compagnie.

---

3. Les exemples suivants ont été traduits et adaptés. Ils proviennent du site : <http://www.project-approach.com/examples/projects.htm>. Sylvia C. Chard (**2000c**). *Project Examples. Project Approach,* Edmonton, Alb., Department of Elementary Education.

- L'éducatrice propose de définir ce qu'ils entendent par animal de compagnie et de faire une liste d'animaux de compagnie.
- Les enfants se questionnent (un écureuil? un serpent? quels oiseaux?).
- L'éducatrice et les enfants cherchent dans des livres, des revues et trouvent des photos.
- D'autres questions se posent: lesquels sont en cage? que mangent-ils? quels soins leur donner? combien d'années vivent-ils? où les achète-t-on? qui les soigne quand ils sont malades?
- L'éducatrice invite un vétérinaire et une propriétaire d'animalerie.
- Les enfants demandent à la parenté (grands-parents, oncles, tantes) s'ils ont ou ont eu des animaux de compagnie. Si oui, lesquels? S'ils ont des photos, etc.
- Les enfants les dessinent. Ils produisent des animaux avec de la glaise, du papier mâché, etc. Ils font des cages, de la nourriture.
- Ils produisent un livre collectif, des affiches (peinture collective), un album de photos.
- Ils visitent une animalerie et en construisent une ensuite.
- L'éducatrice monte une vidéocassette de leurs productions.
- Les parents sont invités ainsi que les autres enfants du service de garde à venir voir leurs productions.

Liste d'animaux de compagnie: chats – chiens – poissons – serpents – lapins – souris – hamsters – lézards – tortues – putois (chaque catégorie et type ont été identifiés).

Ressources: documentation – parenté – animalerie – vétérinaire.

Les reptiles

- Après la lecture d'une histoire, un enfant pose une question: c'est quoi un reptile?
- L'éducatrice nomme quelques types de reptiles: crocodiles, alligators, tortues, serpents, lézards (ce dont elle se souvient). Elle laisse parler les enfants sur ce qu'ils connaissent et propose de faire une recherche avec eux sur différents reptiles.

- Questions : où vivent-ils ? Lesquels sont dangereux et pourquoi ? Quelle est leur utilité dans la nature ? Comment se déplacent-ils (p. ex., les serpents) ? De quoi se nourrissent-ils ?
- En sous-groupes, les enfants travaillent une catégorie donnée. Ils cherchent les diverses sortes et leurs caractéristiques.
- L'éducatrice trouve et présente une cassette vidéo aux enfants sur les reptiles (*National Geographic*).
- Elle invite un grand-père (spécialiste) à une « conférence » et à répondre aux questions des enfants.
- Les enfants découvrent d'autres types de reptiles (p. ex., iguanes, crapauds galeux). Ils découvrent qu'ils se reproduisent par des œufs.
- Ils réalisent des modèles avec de la pâte à sel, de la glaise, etc. Ils fabriquent des œufs et dessinent différents types de reptiles.
- Ils inventent des histoires et des jeux (p. ex., nommer les caractéristiques des reptiles) ; ils montent une exposition : « Le zoo des reptiles ».

Ressources : documentation, vidéo, spécialiste.

Les roches

- L'éducatrice a une collection de roches. Elle l'apporte au service de garde et explique aux enfants où elle les a trouvées et pourquoi elle les collectionne.
- L'éducatrice pose des questions aux enfants : où trouve-t-on des roches ? de quoi sont-elles faites ? à quoi servent-elles ? les rochers appartiennent-ils à cette catégorie ?
- Les enfants relèvent diverses caractéristiques (rochers, rocailles, cailloux, galets, etc.).
- Ils découvrent les volcans, les agates (bijoux) et les cavernes.
- L'éducatrice organise une sortie éducative visant à ramasser des roches.
- Au retour, les enfants les pèsent, les examinent à la loupe, font des expériences avec du vinaigre (certaines se désagrègent, d'autres pas, pourquoi ?).
- Ils les classent par couleur, par forme et par grosseur.

- Ce projet en enclenche un autre alors que les enfants s'informent sur le concept de « collection ». Qu'est-ce qu'on peut collectionner et pourquoi ? Voilà que c'est reparti.

Les inondations

- À la suite de l'annonce d'inondations dans les médias d'information, les enfants posent une série de questions : qu'est-ce qui cause les inondations ? D'où vient l'eau ? Comment s'en défaire ? Qui va la vider ? Qu'est-ce qui arrive aux familles pendant et après ? Pourquoi certaines régions, certains pays sont plus menacés ?
- L'éducatrice se met à la recherche de photos d'inondations dans différents pays.
- Les recherches s'étendent aux typhons, tornades, ouragans, raz-de-marée, orages (éclairs et tonnerre, foudre), cyclones, ouragans, débâcles, etc.
- D'autres questions surgissent : Qu'est-ce qui est dangereux ? Comment se protéger ?
- Qu'est-ce qui peut arriver ici ?
- L'éducatrice invite les enfants à raconter leurs expériences (histoires personnelles). Elle leur demande de les illustrer.
- L'eau.
- Un matin, le bris d'une vanne d'eau dans la rue force la fermeture du CPE. Le lendemain, les enfants ont plein de questions : d'où vient l'eau ? Comment arrive-t-elle dans les maisons ? Pourquoi les tuyaux se sont-ils brisés ?
- L'éducatrice explique ce qu'elle connaît et enclenche d'autres recherches : étude des réservoirs, aqueducs, usines de filtration et bouches d'incendie et étude des différentes sources d'eau (océans, fleuves, lacs, rivières, étangs, marécages, chutes, etc.).
- Elle explique la différence entre eau potable et eau non potable.
- La recherche est étendue à des choses qui flottent (navires, bateaux, chaloupes, etc.) et ne flottent pas, pourquoi ?
- Ensuite viennent les explications sur les barrages et les écluses.

- Les enfants réalisent des expériences : mélange huile et eau – température – produits dans l'eau (sel, chlorant, sable, terre, grains de riz, farine, etc.). Ils examinent à la loupe une eau sale et une eau propre.
- En petits groupes, les enfants construisent une usine de filtration, des modèles de bateaux, une montagne avec une chute, etc.

Les chaussures

- Un enfant a une nouvelle paire de souliers qui lui font mal.
- La discussion s'engage sur les différents types de souliers, sur les préférences.
- Un enfant pose la question : pourquoi n'y a-t-il pas juste une sorte de souliers ?
- L'éducatrice explique que, selon l'époque, plusieurs types de souliers ont été à la mode, selon les pays et les cultures.
- Les enfants nomment plusieurs types de chaussures disponibles : bottes (hiver, pluie, cowboy) – souliers de course – souliers de toilette – à talons hauts, bas, pointus – bottines – sandales – pantoufles – sabots – souliers pour les sports (baseball, football, bowling) – souliers de danse classique, etc.
- Questions : en quoi sont faites les chaussures ? Qui les fabrique ? Qui les répare ? Pourquoi certaines font mal ? Selon le pays, quels types de chaussures ? Selon les époques ? Les chaussures ont-elles toujours existé ? Pourquoi la mode change-t-elle ?
- L'éducatrice invite un cordonnier qui vient répondre aux questions.
- La recherche est étendue : patins (à glace, à roulettes), raquettes, bottes de ski, etc. À quoi servent-ils ? Qui pratique tel ou tel sport ?
- L'éducatrice et les enfants réalisent des recherches : histoire des chaussures – différences et ressemblances entre différentes chaussures – matériaux utilisés dans leur confection (semelle, talons, attaches, empeigne).

- L'éducatrice demande aux enfants s'ils connaissent des histoires reliées à des chaussures (p. ex., *Cendrillon, Le petit Poucet*). S'ils connaissent des noms de magasins de chaussures.
- Les enfants apportent des vieux souliers de la maison et organisent une vente de chaussures. Ensuite, ils en enduisent de glaise pour faire des pots à fleurs et font des dessins sur d'autres pour créer des mobiles.

EN VRAC, VOICI QUELQUES AUTRES IDÉES :

Les bateaux

Questions : combien de sortes de bateaux ? À quoi chacun sert-il ? Comment fonctionnent-ils ? Qui les fabrique ? De quoi sont-ils faits ? Pourquoi les bateaux flottent-ils ? Pourquoi le Titanic a-t-il coulé ? Où retrouve-t-on les bateaux ?

Identification des sortes de bateaux : paquebots, navires de croisière, navires de guerre, canoë, bateaux de pêche, bateau à voile, chaloupes, voiliers, bateaux-citernes, bateaux-mouches, yole, sous-marin.

Recherches : description de chaque type, fonctionnement (moteurs, propulseurs, avirons, rames, vent, etc.) et utilisation.

Recherche étendue : découverte de l'Amérique du Nord par bateaux – Par qui ? Pourquoi ? La route empruntée ? Le temps requis ? Les dangers rencontrés ? Comment se diriger, se retrouver sur l'océan ? (boussoles, pilote automatique, bouées, phares).

Les fourmis

Questions : qu'est-ce qu'une fourmilière ? Une colonie de fourmis ? Où vivent-elles ? Comment vivent-elles ? Comment se reproduisent-elles ? Que mangent-elles ? Pourquoi en trouve-t-on partout ? Comment font-elles pour retrouver leur fourmilière ?

Recherches : types de fourmis et fourmilières – reproduction – nourriture – longévité.

Recherche étendue : différents types de fourmis et de fourmilières (chambre à couvain, cocons, magasin, larves, loge royale) – leur capacité à transporter plusieurs fois leur poids – l'organisation sociale : le rôle de la reine féconde et le rôle des autres fourmis (ouvrières) – leur nourriture – la présence de 50 000 fourmis dans certaines colonies et de 2000 espèces (elles font partie des hyménoptères – plus de 100 000 espèces – avec les abeilles et les guêpes qui vivent de façon similaire).

Les repas congelés

Questions : qui les prépare ? Comment ? Y a-t-il des cuisines, des cuisinières ? Qui donne les recettes ? Comment se fait la congélation ? Est-ce que tous les aliments se congèlent ? Est-ce bon pour la santé ? Comment se fait le transport jusqu'à l'épicerie ?

Recherches : fabrication – congélation – transport – aliments qui se congèlent – conservation des vitamines – congélation à la maison.

Recherche étendue : four à micro-ondes – différents aliments (fruits, légumes, viandes, poissons, desserts) – mets préférés – recettes.

L'Halloween

Questions : Quelles sont les origines de l'Halloween ? Pourquoi les bonbons, les citrouilles, les sorcières, etc. ? Pourquoi ramasser des sous ? Pour qui ?

Recherche : historique – citrouilles (plante potagère, fruit, ce qu'on peut en faire, comment ça se mange) – visite d'un champ de citrouilles (grosseur, pesanteur) – fabrication de bonbons – recettes de bonbons (visite d'une confiserie et chocolaterie – fabrication de papillotes).

Recherche étendue : sorcières (origines) – maison hantée.

Projets : fabrication de citrouilles (terre glaise, papier mâché, pâte à modeler) et *Maison hantée* (fabrication à partir de boîtes de carton – décoration).

À vous d'écouter les enfants pour avoir d'autres idées de projets...

Étapes reliées à un projet

	Étape 1 (début)	*Étape 2 (développement)*	*Étape 3 (conclusion)*
Discussions et échanges	• Partager les expériences antérieures et les connaissances actuelles sur le sujet.	• Préparer le travail sur le terrain. • Trouver des questions à se poser et où chercher les réponses.	• Déterminer ce qu'on veut partager. • Réviser et évaluer le projet.
Travail sur le terrain	• Échanger avec des personnes-ressources (parents, amis, voisins).	• Rechercher des documents. • Organiser des sorties s'il y a lieu. • Inviter des « experts ».	• Évaluer le projet avec les pairs du service de garde qui n'y ont pas participé.
Représentation	• Prendre des notes, dresser un plan de travail pour représenter les connaissances.	• Confronter les expériences et les connaissances préalables par des productions : dessins, écrits, construction, jeu dramatique, etc.	• Résumer les connaissances acquises et les présentations pour les autres.
Recherches	• Trouver des questions et des problèmes à résoudre à partir des connaissances actuelles.	• Chercher des réponses aux questions (documentation). • Identifier autres questions soulevées. • Chercher des réponses.	• Faire des hypothèses sur de nouvelles questions.
Présentation	• Partager les représentations des expériences personnelles sur le sujet.	• Partager les représentations sur les nouvelles expériences et connaissances. • Rédiger un journal de bord qui comprend les principaux éléments de la démarche.	• Résumer les connaissances acquises à travers le projet. • Présenter le projet aux amis du service de garde et aux parents.

Annexe II
Questions à se poser sur l'ensemble de la pratique éducative

LE PROGRAMME ÉDUCATIF

Le *Programme éducatif des centres de la petite enfance* définit des principes et des objectifs devant guider la pratique éducative dans l'ensemble des CPE du Québec. Toutefois, ce programme insiste sur le respect des particularités de chaque milieu. Tout en s'appuyant sur les principes et objectifs à la base du programme éducatif, chaque milieu est invité à les traduire de façon concrète en tenant compte de ses caractéristiques, de sa réalité et de ses besoins.

- Le centre de la petite enfance a-t-il défini une philosophie qui lui est propre ?
- Cette philosophie respecte-t-elle les principes et objectifs du *Programme éducatif des centres de la petite enfance* ?

- Les membres du personnel éducateur maîtrisent-ils ces principes et objectifs ? Peuvent-ils les décrire et les expliquer ?
- Les membres du personnel se sont-ils penchés sur la façon dont ces principes et objectifs se traduisent dans leur milieu ?

LA MISSION ÉDUCATIVE

La Loi sur les centres de la petite enfance et autres services de garde à l'enfance et *le Programme éducatif des centres de la petite enfance* confirment la mission éducative des services de garde. Cette mission implique, comme responsabilité première, le respect des droits des enfants à des soins et à une éducation de qualité. Il importe donc que les droits et le bien-être des enfants priment toute autre considération.

- Les enfants sont-ils au centre de nos intérêts ? Passent-ils avant nos propres intérêts ?
- Notre milieu éducatif respecte-t-il les droits des enfants à des soins et à une éducation de qualité ?
- Sommes-nous conscients des responsabilités rattachées à la mission éducative ?

LE DÉVELOPPEMENT GLOBAL

Le *Programme éducatif des centres de la petite enfance* insiste sur l'importance du développement global, soit l'intégration de toutes les dimensions (physique et motrice, intellectuelle, langagière, socioaffective et morale) à la planification du curriculum. Or, dans la pratique, bon nombre de modèles et d'approches tendent à décortiquer les dimensions rattachées au développement global.

- Avons-nous tendance à planifier des activités en fonction d'une seule dimension du développement global, sans tenir compte des autres dimensions ?
- Avons-nous parfois tendance à considérer le développement cognitif comme étant la base du développement global ?

- Sommes-nous capables de faire le lien entre toutes les dimensions du développement global dans la planification d'une activité ? Dans les routines et les transitions ?

L'ENFANT : MAÎTRE D'ŒUVRE DE SES APPRENTISSAGES

Le *Programme éducatif des centres de la petite enfance* reconnaît que l'enfant est le premier agent de son développement. Il apprend en explorant, en manipulant, en expérimentant, en observant, etc. Il est curieux et il a besoin de découvrir le monde qui l'entoure. Au fur et à mesure qu'il devient autonome, il est capable, avec le soutien requis, de prendre en charge ses apprentissages.

- Reconnaissons-nous que l'enfant est un apprenant actif et qu'il est capable de prendre en charge ses apprentissages ?
- Avons-nous pris l'habitude de déterminer les apprentissages et d'en être les instigateurs ?
- Bien que nous disions mettre l'accent sur le développement de l'autonomie, de l'estime et de la confiance en soi, laissons-nous vraiment aux enfants le place voulue pour qu'ils construisent leurs propres connaissances ?
- Les enfants sont-ils les instigateurs de projets et d'activités ?
- Sommes-nous à l'écoute de leurs idées et suggestions et les intégrons-nous dans la planification, l'élaboration et la mise en application de projets et d'activités ?
- Sommes-nous capable d'apprendre avec eux et par eux, sachant que cette façon de faire engendre un certain déséquilibre et de l'incertitude ?
- Quels moyens employons-nous pour soutenir et guider l'enfant dans son processus d'apprentissage ?

LES RELATIONS

Le *Programme éducatif des centres de la petite enfance* met l'accent sur les relations entre les enfants, le personnel éducateur et les parents ainsi qu'entre les individus et l'environnement. Ces relations sont au cœur de la pratique éducative.

Avec les enfants :

- Les relations avec les enfants sont-elles au cœur de notre pratique éducative ?
- Quelle image avons-nous de l'enfant en tant qu'être social et communicateur ?
- Comment cette image se traduit-elle dans notre quotidien ?
- Laissons-nous entièrement la place aux contacts et à la communication ?
- Les enfant ont-ils, en tout temps, la chance de s'exprimer ?
- L'environnement physique est-il conçu en fonction des multiples interactions ?
- Favorisons-nous ces interactions ?

Les relations avec les adultes sont parfois difficiles à établir. Pourtant, ces relations sont tout aussi importantes, si nous considérons que, dans notre pratique professionnelle, nous avons besoin de partenaires. Par exemple, bien que nous sachions qu'il est important de travailler en collaboration avec nos collègues, ces démarches ne nous apparaissent pas toujours faciles à réaliser dans le contexte des centres de la petite enfance. Nous n'en avons pas nécessairement pris l'habitude et nous invoquons le manque de temps, l'organisation des horaires, etc. Pourtant, il faut se rappeler que les enfants sont très conscients et qu'ils sont en mesure de sentir et de constater ce qui se passe dans le monde des adultes. Ils savent si ceux-ci travaillent ensemble dans un véritable contexte de collaboration ou s'ils demeurent isolés et indifférents les uns aux autres ou encore s'ils vivent des conflits. Or, il est impossible de faire croire aux enfants que les échanges et les ententes occupent une place centrale si, en tant qu'adultes, nous leur présentons une réalité différente.

Avec l'équipe de travail :

- Comment percevons-nous nos relations avec nos collègues de travail ?
- Quels types de relations entretenons-nous en tant qu'équipe de travail ?
- La communication et les échanges se réalisent-ils sur une base régulière (quotidienne) ?
- Vivons-nous dans le cadre d'une collaboration constante entre les membres du personnel ?

- Respectons-nous les expertises de chaque membre du personnel ?
- Avons-nous recours à ces expertises ?
- Sommes-nous conscients de l'importance de la communication avec nos collègues de travail dans l'enrichissement de nos pratiques éducatives ?

Les parents demeurent les premiers responsables des soins et de l'éducation de leurs enfants. C'est en complémentarité (et non en remplacement) avec eux que se partagent ces responsabilités. Les parents et les membres du personnel éducateur possèdent chacun des compétences et une expertise qui favorisent le sain développement de l'enfant. Il importe donc qu'il existe des liens étroits entre eux pour assurer la cohérence entre ces deux milieux de vie et, par conséquent, le bien-être de l'enfant.

Avec les parents :

- Avons-nous établi un véritable partenariat avec les parents ?
- Avons-nous des échanges réguliers avec eux dans un esprit de respect mutuel ?
- Informons-nous les parents du développement de leur enfant ?
- Les informations sont-elles transmises de façon positive et respectueuse de l'enfant et de sa famille ?
- Respectons-nous la confidentialité des informations échangées avec les parents ?
- Sommes-nous conscients de l'importance de la communication avec les parents dans l'enrichissement de nos pratiques éducatives ?

LE CURRICULUM (PROGRAMME D'ACTIVITÉS)

Tous les modèles et les approches mettent l'accent sur l'importance du curriculum puisque celui-ci guide la pratique éducative dans le quotidien. Toutefois, ils diffèrent par leur contenu. Certains modèles ou approches favorisent une planification du curriculum à l'intérieur d'un cadre précis. Il en résulte que le personnel éducateur consacre beaucoup de temps à la planification des activités, des routines et des transitions et à l'organisation de l'horaire en fonction des objectifs à atteindre. Dans sa planification, il intègre au curriculum des activités libres, dirigées, structurées, des projets et, très souvent, respecte un horaire rigide, à la minute près. Dans un tel cadre, il arrive souvent que les enfants soient appelés à réaliser une séquence d'activités sans liens entre elles. De plus, ils passent parfois une grande partie de leur temps à refaire les mêmes activités, avec le même matériel, sur les mêmes sujets, de la même façon, année après année, par exemple lors de l'Halloween, de la Saint-Valentin, de Pâques, etc.

D'autres modèles ou approches privilégient un curriculum centré sur les besoins, les idées et les intérêts exprimés par les enfants. Il en résulte une grande flexibilité dans sa planification. Dans un tel cadre, la plus grande partie de la planification se réalise au fil des jours, précisément en tenant compte des besoins, des idées et des intérêts des enfants. Le personnel éducateur établit des objectifs généraux flexibles et formule des hypothèses sur ce qui pourrait advenir en se basant sur les connaissances des enfants et leurs expériences préalables. Dans un tel contexte, les horaires sont très flexibles et ne sont pas comptabilisés en minutes. Les enfants ne sont pas sans cesse interrompus, ils ont le temps de travailler à leur rythme et selon leurs propres ressources.

Avant d'arrêter un choix sur ce qui nous convient le mieux en termes de modèle ou d'approche, il importe de réfléchir à la manière dont nous percevons la planification et le contenu du curriculum afin qu'il respecte, à la fois, les principes et objectifs du programme éducatif, les caractéristiques et valeurs du milieu ainsi que notre propre façon de percevoir notre pratique éducative.

- Comment planifions-nous le curriculum ?
- Croyons-nous qu'il faille accorder beaucoup de temps à sa planification ?
- Est-il préférable de planifier au jour le jour, à court terme (semaine), à moyen terme (mois) ou à long terme (année) ?
- Le recours à un modèle ou une approche prédéterminée facilite-t-il la planification ou est-il préférable de se laisser plus de latitude ?
- Dans la planification du curriculum, souhaitons-nous tenir compte des besoins, des idées et des intérêts des enfants ?
- Croyons-nous qu'il est possible et souhaitable de réaliser quotidiennement des changements à partir des besoins, des idées et des intérêts changeants des enfants ?
- Le curriculum doit-il avoir un sens pour les enfants ? Doit-il être pertinent à la vie des enfants (collé à leur réalité) ?

- Favorisons-nous les apprentissages par des projets ou des activités proposés par les enfants ?
- Sommes-nous capables de ne pas savoir de façon précise où peut mener une activité ou un projet, combien de temps il durera, quels en seront les résultats ?
- Croyons-nous qu'il soit important d'aller en profondeur dans un projet, jusqu'à ce que le sujet soit épuisé à la satisfaction des enfants, ou qu'il soit préférable de restreindre le temps en fonction de notre planification ?
- Est-il important d'avoir des horaires flexibles qui respectent véritablement le rythme des enfants et leur plaisir à prendre le temps voulu pour réaliser des apprentissages ou vaut-il mieux établir un horaire défini qui encadre mieux les enfants ?
- Le curriculum doit-il encourager le développement de sentiments positifs et le goût d'apprendre, tout en permettant l'acquisition de connaissances et d'habiletés ?
- Faut-il faire confiance à la capacité des enfants de faire des choix, de prendre des décisions ? À cet âge, sont-ils vraiment en mesure de faire les bons choix, de prendre les bonnes décisions ?
- Dans la planification du curriculum, compte tenu du nombre d'enfants dans notre groupe, est-il vraiment possible de respecter et de tenir compte des différences individuelles ? De porter attention aux différences culturelles et linguistiques ?
- Est-il important d'encourager les interactions sociales entre les pairs, même s'il en résulte souvent des conflits ?
- Doit-on attacher beaucoup d'importance à la résolution de problèmes et à la créativité ?
- Est-il préférable de laisser les enfants explorer, se questionner et apprendre par essais et erreurs ou doit-on leur fournir la bonne réponse dans l'accomplissement d'une tâche afin d'éviter les erreurs ?
- Est-il possible de répondre aux besoins de tous les enfants et de leur apporter une attention individuelle ?
- Trouvons-nous important de faire vivre aux enfants des expériences qui suscitent chez eux des sentiments de succès, de compétence et de plaisir d'apprendre ?

LE MATÉRIEL

Les enfants apprennent en explorant le monde qui les entoure, c'est pourquoi le matériel occupe une place fort importante dans les apprentissages. Ce matériel doit être varié et peut être peu coûteux. Il est choisi de façon à permettre aux enfants d'explorer et de créer. En outre, il est étroitement lié aux multitudes de moyens d'expression ou de langages utilisés par les enfants pour s'exprimer.

- À partir de quels critères choisissons-nous le matériel offert aux enfants ?
- Choisissons-nous le matériel et les jeux en fonction de leur attrait ou des immenses possibilités qu'ils présentent ?
- Sommes-nous conscients de la multitude de moyens d'expression ou de « langages » à explorer ?
- Le matériel est-il facilement accessible aux enfants ?

LES OBSERVATIONS

L'observation des enfants permet au personnel éducateur de connaître leurs besoins et leurs intérêts et de planifier les activités en fonction de ces besoins et intérêts. Elle permet également de mieux guider et soutenir les enfants dans leur développement. Ainsi, l'écoute de ce qu'ils ont à dire, l'attention à ce qu'ils font, à ce qu'ils apprennent et à la manière dont ils évoluent représentent les principaux aspects à observer. Il existe de nombreux moyens d'observer les enfants dans le quotidien, mais compte tenu de la présence de plusieurs enfants dans le groupe, il n'est pas toujours facile de saisir les éléments les plus importants. Ce qui importe, c'est de bien capter la réalité du vécu quotidien en toute objectivité.

- Que voulons-nous et que devons-nous observer ?
- À quoi servent nos observations ?
- Quels moyens utilisons-nous pour observer chaque enfant et le groupe d'enfants ?
- Ces moyens permettent-ils d'effectuer des observations justes et les plus objectives possibles ?
- Ces moyens permettent-ils de tenir compte des besoins et des intérêts des enfants dans la planification des activités ?

- Nos observations permettent-elles de mieux connaître, de mieux guider et de mieux soutenir chaque enfant et le groupe d'enfants ?
- Nos observations permettent-elles de relever les forces et les limites de chaque enfant afin de développer au maximum tout leur potentiel, de prévenir les difficultés et d'intervenir rapidement si elles se présentent ?

L'ÉVALUATION

L'évaluation fait partie des tâches du personnel éducateur. Elle doit se réaliser à des fins précises, entre autres, afin suivre le progrès de chaque enfant et d'améliorer le curriculum ainsi que sa pratique éducative.

- La démarche d'évaluation est-elle basée sur les principes et objectifs du programme éducatif ?
- La démarche d'évaluation touche-t-elle toutes les dimensions du développement global ?
- La démarche d'évaluation et d'enregistrement des informations se fait-elle de façon régulière afin de mesurer les progrès de l'enfant sur différentes périodes de temps ?
- L'évaluation est-elle exempte de préjugés individuels, culturels, linguistiques et sexuels ?
- L'évaluation met-elle l'accent sur les forces et capacités des enfants plutôt que sur leurs faiblesses ou sur les choses qu'ils ignorent ?
- Les résultats de l'évaluation sont-ils utilisés au bénéfice des enfants, soit pour élaborer un plan individuel d'intervention, pour améliorer les interventions ou pour relever les besoins et intérêts plutôt que de mettre l'accent sur les « limites » ou les difficultés de comportement ?
- Les progrès réalisés par l'enfant sont-ils transmis aux parents dans un langage clair et de façon positive ?
- Les résultats de l'évaluation sont-ils utilisés dans le but d'améliorer le curriculum ?
- L'évaluation apporte-t-elle les informations nécessaires pour permettre au personnel éducateur de s'améliorer ?

Glossaire

SE DOTER D'UN LANGAGE COMMUN

Afin de favoriser l'harmonie dans les échanges entre les services de garde à la petite enfance et entre les collègues de travail, il importe de se doter d'un langage commun. Ainsi, il apparaît essentiel que chaque membre du personnel éducateur s'approprie et maîtrise le vocabulaire propre à son travail et que tous donnent une même signification aux termes usuels. Pour ce faire, tous pourront se référer aux définitions contenues dans le glossaire qui suit pour bien en comprendre le sens. Ce glossaire[1] ne prétend pas couvrir tous les aspects de l'éducation à la petite enfance. Toutefois, il représente un point de départ et il pourra être enrichi au fil du temps.

Acte pédagogique : acte réfléchi, attentif à l'enfant, respectueux de son rythme d'apprentissage et centré sur les dimensions de son développement global. Il vise à permettre à l'enfant de s'épanouir, de réaliser des apprentissages, d'acquérir des habiletés, de développer sa créativité, son autonomie, son sens du respect et des responsabilités individuelles et collectives.

Activité : dans un programme visant l'apprentissage actif des enfants, occasion d'apprentissage soigneusement planifiée et autosélectionnée, généralement organisée en centres d'intérêt.

d'apprentissage : activité susceptible de favoriser l'atteinte d'un objectif spécifique.

de routine : situation d'apprentissage qui répond à certains besoins fondamentaux des enfants. Elle revient à chaque jour, à heures fixes, et constitue le cadre servant à structurer la journée.

Activités quotidiennes, régulières, qui incluent l'arrivée, le départ, les repas, les collations, le repos (sieste, relaxation), le réveil, le lever et les transitions (moments entre les activités).

de transition : activité simple et courte, souvent dirigée, qui regroupe tous les enfants. Ce type d'activités sert de « tampons » entre deux activités importantes, ainsi qu'à agrémenter un déplacement.

dirigée : activité prévue et amorcée par l'éducatrice qui en supervise directement le déroulement. Vécue par tous les enfants en même temps, elle vise habituellement des objectifs précis.

---

1. Micheline Lalonde-Graton (1998). « Programme éducatif des centres de la petite enfance », *Le Bulletin* du Regroupement des centres de la petite enfance de la Montérégie, vol. 19, n° 3.

Les termes ont été définis à partir des documents cités dans le relevé de la littérature et des documents suivants : Joanne Hendrix (1993). *L'enfant. Une approche globale pour son développement,* Sainte-Foy, Presses de l'Université du Québec.

Jean-Charles Jubel (1997). *Favoriser le développement de l'enfant. Psychomotricité et action éducative,* Québec, Les Presses de l'Université Laval.

Rénald Legendre (1993). *Dictionnaire actuel de l'éducation,* 2e édition, Montréal, Guérin ; Paris, Eska.

Danièle Pelletier (1998). *Activité-projet. Le développement global en action,* Mont-Royal, Modulo.

Activité planifiée par l'éducatrice et prescrite dans le but de sensibiliser l'enfant à de nouveaux objectifs d'apprentissage ou de lui permettre d'appliquer ou de renforcer des objectifs récemment atteints.

éducative : activité qui procure un enrichissement des connaissances ou un accroissement des habiletés (savoir-faire) et qui favorise le développement global de l'enfant.

en atelier : activité qui réunit des enfants qui s'adonnent à la même activité ou utilisent le même matériel, peu importe que les choix aient été faits par eux ou par l'éducatrice. Dans certains cas, c'est l'adulte qui en anime le déroulement et, dans d'autres cas, les enfants sont libres d'agir à leur guise.

Regroupement d'enfants qui travaillent, seuls ou en sous-groupes, à une activité nécessitant un matériel et une organisation spécifiques.

fermée : activité où tout est déterminé sans la participation de l'enfant.

libre : activité pédagogique choisie, planifiée et réalisée par l'enfant, sans intervention extérieure.

ouverte : activité où l'enfant peut déterminer, en tout ou en partie, les objectifs, les moyens et les modalités ; où il structure sa connaissance en explorant et en utilisant divers processus (créativité, résolution de problèmes...) et diverses habiletés, sans que les apprentissages ou les performances (résultats) soient prédéterminés.

pédagogique : tout ensemble d'activités, d'apprentissage, de recherche ou de création.

Apprentissage : acquisition de connaissances et développement d'habiletés, d'attitudes et de valeurs qui s'ajoutent à la structure cognitive.

Construction de nouvelles représentations – explicatives, cohérentes et durables – de la réalité, basée sur l'utilisation de matériaux, les stimulations de l'environnement, l'expérience, l'exploration et les interactions avec les personnes et l'environnement.

Approche pédagogique : orientation guidant l'organisation de la situation pédagogique pour atteindre une ou plusieurs finalités.

Attitude : manière organisée et cohérente de penser, de ressentir et de réagir à l'égard des individus et groupes, des problèmes ou de tout élément de l'environnement.

Perception, conviction, sentiment, disposition intérieure acquise par une personne à l'égard d'elle-même ou de tout élément de son environnement (personne, chose, situation, événement, etc.) qui incite à adopter une manière d'être ou d'agir favorable ou défavorable.

Le concept de soi (ensemble des perceptions et des croyances qu'une personne a d'elle-même, ainsi que des attitudes qui en découlent) est étroitement lié aux attitudes.

Autonomie : prise en charge. Capacité de faire des choix, de prendre des décisions et de manifester une indépendance relative dans ses comportements (respect de soi et des autres).

Capacité de fonctionner par soi-même sans avoir recours à autrui.

Capacité de satisfaire ses besoins particuliers.

Liberté relative d'agir.

But ultime de l'éducation.

Centre d'intérêt (centre d'activités, centre d'apprentissage, « coins ») : aires dans lesquelles le matériel et l'équipement servent à l'organisation d'activités régulières portant sur les arts, les sciences, le langage, etc.

Code : ensemble de principes, de règles et de prescriptions visant les conduites admissibles dans l'exercice d'une activité particulière (p. ex., code de déontologie d'une école ou code de vie).

d'éthique : ensemble de principes, de règles et de prescriptions visant les conduites admissibles dans l'exercice d'une profession.

La notion d'éthique est étroitement liée à la notion de compétence et repose sur les devoirs et les responsabilités que nous avons envers les personnes auprès desquelles nous intervenons.

Cohérence et continuité : ce qui résulte du lien étroit entre les personnes concernées par l'éducation de l'enfant (parents, éducatrices, divers milieux de vie de l'enfant) ; ces personnes poursuivent les mêmes objectifs et se conforment aux mêmes valeurs et principes à la base de l'éducation.

Constance individuelle ainsi que cohérence et continuité entre les adultes engagés (parents-éducatrices, éducatrice-éducatrice, éducatrice-direction, etc.) dans les actions et les interventions auprès de l'enfant.

Compétence professionnelle : capacité qui permet de réussir dans l'exercice d'une profession.

Cela comprend les connaissances théoriques et pratiques, les habiletés et attitudes requises dans un champ professionnel ainsi que les aptitudes à exercer efficacement une profession et à remplir les responsabilités envers les personnes à qui l'on offre des services.

Connaissances : faits, notions, principes, concepts acquis grâce à l'expérience, à l'observation, à l'étude.

Contexte : ensemble des circonstances entourant un fait et qui lui confère une valeur et une signification.

Créativité : attitude d'une personne qui rompt avec la façon habituelle de penser.

Capacité de faire quelque chose, de créer, de produire des idées neuves et réalisables, de combiner et de réorganiser des éléments.

Processus de pensée dont le résultat est un produit pouvant être considéré comme original.

Critère : norme, règle, standard de référence qui permet de porter un jugement d'appréciation.

Déontologie : ensemble des règles et des devoirs qui régissent une profession, la conduite de ceux qui l'exercent et les rapports entre ceux-ci et leurs clients ou le public.

Développement global : évolution, progrès, changement graduel et continu dans l'ensemble des dimensions du développement : physique et motrice, intellectuelle, langagière, socioaffective et morale. Chaque dimension fait partie intégrante du développement. Ainsi, il importe de tenir compte des interactions entre toutes les composantes.

Didactique : terme qui s'applique à du matériel d'enseignement-apprentissage visant des objectifs précis. Qui concerne ou qui a pour but la planification, les méthodes et les pratiques de l'enseignement.

Dimension intellectuelle : acquisition de connaissances ; acquisition d'habiletés et de capacités permettant d'utiliser ces connaissances (p. ex., activités intellectuelles : induction, raisonnement, analogie, intuition, résolution de problèmes, créativité).

cognitive : relative à la connaissance. Qui concerne le domaine intellectuel – la dénomination, la classification et la faculté de conceptualisation.

cognition : ensemble des activités et des processus internes inhérents à l'acquisition de connaissances, à l'information, à la mémoire, à la pensée, à la créativité, à la perception ainsi qu'à la compréhension et à la résolution de problèmes.

Processus par lequel une personne acquiert des informations sur l'environnement et les interprète pour adapter son comportement.

Interprétation ou représentation de l'état du monde.

Cognition et affectivité sont indissociables.

fonctions symboliques : utilisation de symboles permettant de réaliser des activités intellectuelles ou cognitives.

Dimension langagière : capacité de l'être humain de communiquer avec ses semblables.

langage artistique et corporel : expression des idées et des émotions par des gestes, des jeux, les arts (peinture, danse, musique, etc.).

langage oral : compréhension et utilisation pertinente des mots, des phrases, du vocabulaire, etc.

Dimension morale : apprentissage des valeurs, des normes, des règles sociales, des croyances spécifiques, des rôles sociaux, etc.

Dimension motrice : organisation et contrôle des gestes, des mouvements. Contrôle du corps (locomotion, coordination, souplesse, précision, rapidité, équilibre, etc.) :

coordination oculomanuelle : coordination entre l'œil et la main ;

indépendance segmentaire : possibilité de mettre en action isolément une partie du corps sans la participation de l'ensemble (mouvement indépendant d'un autre) ;

latéralisation : spécialisation progressive, au cours de la petite enfance, de chacun des hémisphères du cerveau dans leurs fonctions respectives. Préférence d'un côté du corps par rapport à l'autre dans l'exécution de tâches motrices usuelles et nouvelles (l'enfant apprend à connaître et à différencier les deux côtés de son corps) ;

latéralité : dominance fonctionnelle systématisée, droite, gauche dans l'organisation de certains organes pairs (main, œil, pied).

motricité fine : exploration de mouvements fins, minutieux et précis ;

motricité globale : ensemble des activités motrices généralisées à plusieurs ou à l'ensemble des parties du corps sans rechercher le raffinement d'un geste précis ;

organisation spatiotemporelle (perceptivo-motrice) : adaptation à l'espace et orientation dans l'espace (notions reliées à la hauteur, à la largeur, à la grosseur et à la distance, dessus, dessous, à côté, dedans, etc.) et adaptation dans le temps (durée, vitesse, succession, présent, passé, etc.) ;

schéma corporel : conscience du corps avec ses possibilités et ses limites ;

Dimension physique : acquisition des capacités, des comportements, des fonctions et des habiletés du corps (alimentation, hygiène, repos, air frais, etc.).

Dimension socioaffective : ensemble des sentiments et émotions (plaisir, peur, joie, etc.).

Apprentissage de l'expression de ses émotions et capacité de décoder celles des autres.

Perception de soi-même et des autres au sein du groupe.

Apprentissage des comportements, de la vie en groupe.

Habiletés à établir des relations adéquates avec les autres.

Éducation : développement harmonieux et dynamique chez l'être humain de l'ensemble de ses potentialités (affectives, morales, intellectuelles, physiques, etc.) ; développement du sens de l'autonomie, de la responsabilité, de la décision, des valeurs humaines et du bonheur chez la personne ; transformation dynamique, positive et continue.

L'éducation ne consiste pas dans l'acquisition de connaissances décousues, ni dans l'application d'une série de recettes pratiques ou la proposition d'une série d'exercices et d'activités aux difficultés variées. Elle apparaît comme une manière d'être présente et agissante chez celui qui a le goût et la curiosité d'apprendre. C'est une manière d'être éveillé au monde, d'être attentif aux choses et aux personnes. L'éducation dépasse la simple transmission de connaissances ou l'acquisition d'habiletés.

Encadrement: intervention visant le développement personnel et social d'un enfant en l'invitant à assumer ses responsabilités.

L'encadrement comprend une aide personnelle, l'animation et la surveillance d'activités:

aide personnelle: action d'intervenir dans le sens d'appuyer, assister, collaborer, seconder, soutenir;

animation: planification, organisation, coordination, motivation, stimulation, intervention, observation et encouragement d'une action entreprise par un enfant ou un groupe d'enfants dans la recherche de leurs propres besoins, la détermination des moyens de les satisfaire et la mise en œuvre de ces moyens. L'animation part du souci de reconnaître les préoccupations de l'autre et de tenter de mener à biens des actions tout en respectant sa réalité;

surveillance: ensemble des actes par lesquels s'exerce un contrôle suivi.

Évaluation: jugement qualitatif ou quantitatif sur la valeur d'une personne, d'une situation, d'un contexte, etc., en comparant les caractéristiques observables à des normes établies, à partir de critères explicites, en vue de fournir des données utiles à la prise de décision dans la poursuite d'un but ou d'un objectif.

Appréciation du niveau d'apprentissage atteint par l'enfant par rapport aux objectifs d'activités éducatives.

L'évaluation se réalise à partir de critères.

Finalité: énoncé de principe indiquant l'orientation générale de la philosophie, des conceptions et des valeurs d'un ensemble de personnes, de ressources et d'activités.

de l'éducation: développement harmonieux et dynamique de toutes les potentialités de l'enfant en vue de l'amener à une autonomie de croissance, de penser et d'agir.

Habileté: objet d'apprentissage se rapportant à l'utilisation efficace de processus cognitif, affectif, moral, social, moteur, etc., dans la réalisation d'une tâche ou d'un agir.

Individualisation: philosophie qui sous-tend les principes généraux à partir desquels les actions appropriées peuvent être établies afin que tous les enfants aient accès à une éducation de qualité et réussissent leurs apprentissages.

Approche pédagogique prônant l'adaptation de l'action éducative (matériel, méthode, intervention, etc.) aux conditions physiques, mentales, affectives, sociales propres à chaque enfant, différencié des autres par les caractères de sa singularité.

Création des conditions maximisant les chances de chaque enfant d'atteindre les objectifs d'apprentissage poursuivis en tenant compte de ses acquis et en lui permettant d'aménager lui-même en bonne partie ses activités dans l'espace et dans le temps, d'y participer librement à son rythme et d'obtenir facilement, en quantité et en qualité, la rétroaction qui lui est utile.

Intervention : action d'agir consciemment et volontairement dans des situations précises afin de les modifier ou de les influencer.

Intervention éducative : acte pédagogique conscient visant à soutenir, stimuler et faciliter chez l'enfant le développement de sa propre personne, de ses talents, de ses valeurs, de ses connaissances, de ses habiletés, de sa vision du monde et de la vie, de son comportement vis-à-vis de lui-même et des autres.

L'intervention éducative est composée d'un ensemble de valeurs de règles, de principes, de modèles dont le but est de guider de façon à optimiser les apprentissages.

Jeu : pivot de l'apprentissage, favorable au développement de l'intelligence, de la motricité, du langage et de la socialisation.

Le jeu permet à l'enfant de clarifier et d'intégrer ses expériences en lui permettant de les traduire sur un mode symbolique, ce qui l'aide à développer une meilleure compréhension du monde qui l'entoure. Il représente pour lui une façon de s'approprier le monde extérieur et de le manipuler de manière à ce qu'il réponde à son schème d'organisation au moment présent (Piaget).

Grâce au jeu, en plus de développer ses capacités motrices fine ou globale, l'enfant apprend à vivre en société, à communiquer, à entrer en relation avec les autres, à coopérer, à partager, à exprimer ses sentiments, ses besoins, ses désirs. Il apprend à intégrer les normes et les règles de sa culture et aussi, à prendre des risques, à résoudre des problèmes, à innover et à être créateur. Il apprend à verbaliser ce qu'il fait, il explore et pose des questions, améliorant ainsi ses connaissances, ses habiletés langagières et son vocabulaire.

Le jeu est essentiel au développement global et en touche toutes les dimensions.

Le jeune enfant qui choisit librement ses activités sous forme de jeu développe son autonomie et sa confiance en lui.

Différents types de jeu :

jeu concret : utilisation de matériaux pour explorer – manipulation ;

jeu coopératif : partage, échanges en poursuivant des buts communs ;

jeu d'association : lien entre les concepts et les symboles connus et association de modèles, images et illustrations à la réalité ;

jeu de construction : à partir du jeu symbolique, fabrication d'objets mécaniques ou artistiques qui reflètent la réalité ;

jeu de rôle(s) : activité pédagogique consistant en des stimulations particulières, soit la représentation de situations, le plus souvent semblables à celle de la vie ;

jeu d'observation : observation des comportements et imitation ;

jeu éducatif : jeu conçu pour susciter l'acquisition de connaissances et le développement d'habiletés chez l'enfant ;

jeu fonctionnel : type de jeu auquel s'adonnent les très jeunes enfants et qui consiste en la répétition de jeux moteurs (activités motrices) pour explorer les objets, apprendre comment ils fonctionnent et ce qu'on peut en faire.

jeux libres : moments où les enfants sont libres de choisir les activités qu'ils veulent faire, seuls ou avec d'autres, avec du matériel ouvert ou du matériel fermé, dans des coins ou dans des ateliers ;

jeu organisationnel : planification et structuration d'événements pour atteindre un but, en utilisant des symboles qui permettent de créer et d'étendre ses expériences ; découverte de certaines règles.

jeu parallèle : activités côte à côte, soit deux ou plusieurs enfants qui font des activités semblables ou parallèles, mais sans échanges ;

jeu solitaire : activité égocentrique au cours de laquelle l'enfant cherche à satisfaire ses propres besoins ;

jeu symbolique et dramatique : « faire semblant » – compréhension et utilisation de symboles courants pour créer –, découverte de l'utilité des matériaux et établissement de liens entre les choses.

Mission : but élevé, devoir inhérent à une profession, une activité et au rôle social qu'on lui attribue.

Norme : référence définissant ce qui doit être. Ensemble des règles, des principes et des critères qui régissent les conduites sociales.

Observation : commentaire, note ou remarque exprimant une appréciation.

Fait de colliger des données au regard du comportement ou de la « performance ».

Action de porter une attention minutieuse et méthodique sur un objet, une personne, une situation, dans le but de constater des faits particuliers permettant de mieux connaître et de mieux comprendre.

Objectif : énoncé ponctuel précisant une ou des intentions qui sous-tendent une action, un processus en fonction du développement, des besoins, des intérêts des enfants.

But, résultat global que l'on se propose d'atteindre.

Énoncé général d'intention et d'orientation qui explicite une ou quelques finalités.

Pédagogie : art et science de l'éducation des enfants. Ensemble de valeurs, de règles, de principes, de préceptes, de modèles ainsi que de toutes autres données théoriques et pratiques visant à guider les interventions de façon à optimiser les apprentissages de tous et chacun.

Personnalisation : action d'adapter le milieu et le programme aux besoins des enfants.

Principe fondamental qui, respectant l'individualisation, axe la situation pédagogique sur les caractéristiques significatives et les besoins particuliers de chaque enfant.

Personnel éducateur : professionnel ayant pour rôle premier d'assurer le bien-être de chaque enfant en lui donnant des soins appropriés et une éducation qui favorisent son développement global. Il guide et soutient chaque enfant dans ses apprentissages et remplit son rôle en complémentarité avec les parents.

Dans l'exercice de sa profession, un membre du personnel éducateur a des responsabilités envers les enfants, les parents, l'équipe de travail et la société ainsi que face à lui-même et à son rôle professionnel.

Philosophie éducative : vision globale. Ensemble de principes, de valeurs, de fondements, d'attitudes et d'objectifs qui guide la pratique éducative.

Plan d'action : ordonnancement temporel et description des activités et des ressources qui seront nécessaires à l'atteinte de un ou plusieurs objectifs.

Planification : processus décisionnel dans lequel des orientations et un plan d'action, logique et ordonné, sont déterminés en tenant compte des besoins, des objectifs, des ressources, des personnes et des activités qui interviennent dans la réalisation ultérieure des buts.

Établissement des priorités et des procédures ainsi que des ressources à mobiliser, des structures nécessaires pour mettre en œuvre des conditions d'apprentissage et pour atteindre des objectifs.

Pratique éducative : mise en application de la philosophie éducative, des manières de procéder, de s'acquitter d'une tâche et de réaliser les objectifs éducatifs.

Façon d'agir et d'intervenir auprès des enfants dans le quotidien.

Planifier : organiser selon un plan et établir des relations entre les objectifs, les activités et les ressources.

Élaborer, organiser et prévoir des moyens pour observer et évaluer.

Prévention : ensemble des mesures mises en œuvre afin de lutter contre les risques d'apparition de problèmes ou de difficultés.

Principe : proposition générale qui constitue un fondement, soit le choix de valeurs philosophiques, psychologiques, sociales et pédagogiques qui illustrent une conception de l'enfant et de son développement.

Ce qui précède l'origine d'une chose ou d'un ensemble de choses. Fondement qui permet de normaliser toute action.

Professionnalisme : ensemble des valeurs, des attitudes, des conceptions concernant le rôle que nous jouons et que nous actualisons dans l'accomplissement de notre travail.

Programme d'activités (curriculum) : ensemble structuré d'objectifs, d'éléments d'apprentissage ou d'activités pédagogiques tenant compte de l'âge, des besoins, des intérêts et du rythme de développement, individuels et collectifs, du groupe d'enfants.

Ce programme correspond à la réalité du milieu. Il implique la planification et la structuration des activités et il est révisé constamment pour répondre adéquatement au vécu individuel et collectif du groupe d'enfants.

Règle : prescription qui s'impose dans un cas donné.

Respect : sentiment qui porte à traiter quelqu'un ou quelque chose avec de grands égards. Valeur qui implique que l'on accepte une personne telle qu'elle est, qu'on l'accepte dans sa différence, qu'on lui porte attention.

Rôle social : fonction assignée à quelqu'un ; comportement qu'il est convenu d'attendre de sa part.

Rythme de développement : temps d'assimilation (des connaissances, des habiletés) propre à chaque enfant.

Sens des responsabilités : capacité d'assumer ses actions et leurs conséquences.

Situation d'apprentissage : déroulement opérationnel de la situation pédagogique pendant laquelle l'enfant se situe dans un cheminement conduisant à l'atteinte d'objectifs.

Situation d'éducation : toute situation ayant trait à l'éducation.

Socialisation : processus par lequel l'enfant apprend à vivre en société et à intégrer les règles et valeurs sociales.

Structuration des activités : processus de construction d'un ensemble organisé et cohérent d'activités visant le développement global de l'enfant dans toutes ses dimensions.

Unicité : caractère de ce qui est unique. Les enfants ne possèdent pas, au même degré, les mêmes habiletés mentales. Le respect de la différence s'impose donc et se traduit par l'individualisation et la personnalisation du programme éducatif.

Valeurs : élément d'un ensemble composé de croyances, d'aspirations, d'options, d'idées, de sentiments, de principes dans lequel se reconnaît et par lequel s'exprime une collectivité humaine.

Certitude fondamentale, consciente et durable qu'une manière d'être ou d'agir, qu'un idéal ou une fin constitue un objet hautement désirable pour la personne ou pour la société.

Les valeurs sont intimement liées aux finalités, étant donné qu'elles représentent ce qu'il importe de réaliser pour donner un sens tant à la vie d'une personne qu'à celle de toute la communauté.

Bibliographie

ALDRIDGE, JERRY *et al.* (1999). « A Comparison of Constructivism and Developmental-Interaction Approaches to Education », *The Internet Source for Schools,* vol. 3, nº 1, automne.

ANZIANO, MICHAEL C. *et al.* (1995). *Approaches to Preschool Curriculum,* New York, McGraw-Hill.

BANK STREET COLLEGE (2000a). *An Integrated Approach to Curriculum,* New York.

BANK STREET COLLEGE (2000b). *Curriculum,* New York.

BAULU-MACWILLIE, MIREILLE et RÉAL SAMSON (1990). *Apprendre... c'est un beau jeu. L'éducation des jeunes enfants dans un centre préscolaire,* Montréal, Les Éditions de la Chenelière.

BAULU-MACWILLIE, MIREILLE (1992). «Créer un milieu d'apprentissage optimal», *Actes du Colloque québécois sur les services de garde à l'enfance. Nos enfants, c'est sérieux,* Montréal, Office des services de garde à l'enfance.

BELLMAN, JEAN et JANICE A. SHERMAN (1996). *Observation and Participation in Early Childhood Settings,* Boston, Allyn and Bacon Publishers.

BLANCO, EDUARDO (2000). « What Is the Head Start/Early Head Start Goal ? », Head Start Home Page : <www.ihs.gov/nonmedicalprograms/HeadStart/index.asp>.

BOCK, GEOFFREY, LINDA STEBBINS et ELIZABETH C. PROPER (1977). *Excerpts from the Abt Reports : Descriptions of the Models and Summary of Results,* Abt Associates <http ://www.abtassoc.com/>.

BONNET, YANNIK (2002). *Les neufs fondamentaux de l'éducation,* Paris, Presses de la Renaissance.

BOYD CADWELL, LOUISE (1997). *Bringing Reggio Emilia Home. An Innovative Approach to Early Childhood Education,* New York, Teachers College Press, Columbia University.

BREDEKAMP, S., R.A. KNUTH, L.G. KUNESH et D.D. SHULMAN (1992). *What Does Research Say About Early Childhood Education ?,* Oak Brook, North Central Regional Educational Laboratory.

BREDEKAMP, S. *et al.* (1992). *Early Childhood Education,* Oak Brook, North Central Regional Educational Laboratory.

BRONFENBRENNER, URI (1974). « Is Early Intervention Effective ? », *Report on Longitudinal Evaluations of Preschool Programs,* vol. II, Washington, DC, Office of Child Development.

CAOUETTE, CHARLES (1985). *Conférence de clôture.* Colloque de l'Office des services de garde à l'enfance.

CHARD, SYLVIA C. (2000a). *Criteria for the Selection of a Topic for a Project,* Edmonton, Alb., Project Approach, Department of Elementary Education.

CHARD, SYLVIA C. (2000b). *Key Events,* Edmonton, Alb., Project Approach, Department of Elementary Education.

CHARD, SYLVIA C. (2000c). *Project Examples. Project Approach,* Edmonton, Alb., Department of Elementary Education.

CHARLOTTE-MECKLENBURG SCHOOLS (2003). *Bright Beginnings,* Charlotte, NC, Mecklenburg County.

CHATTIN-MCNICHOLS, JOHN (1995). *What Goes on in Montessori Classrooms,* Nashville, TN, Publications John F. Kennedy Center for Research on Human Development (2003, Vanderbilt University).

CHILDREN'S HOME SOCIETY OF MINNESOTA (2000). *Child Care and Early Learning High/Scope,* Minnesota.

CITY OF PHOENIX HUMAN SERVICES DEPARTMENT (1998). *Head Start, A Tradition of Excellence,* Phoenix.

CLARKE-STEWART, ALISON (1982). *Daycare. The Developing Child,* Boston, Mass., Harvard University Press.

CLOUTIER, RICHARD et ANDRÉ RENAUD (1990). *Psychologie de l'enfant,* Boucherville, Gaëtan Morin Éditeur.

CONSORTIUM FOR LONGITUDINAL STUDIES (1983). *As the Twig Is Bent... Lasting Effects ot Preschool Programs,* Hillsdale, NJ, Lawrence Erlbaum Associates.

CONSULTATIVE GROUP ON EARLY CHILDHOOD CARE AND DEVELOPMENT (2000). *The High/Scope Early Childhood Education Model Curriculum.* Site Internet : <http ://www.highscope.org/EducationalPrograms/ReadingInstitute/readinginstitute.htm>.

COTTON, KATHLEEN et NANCY FAIRES CONKLIN (1989). *Research on Early Childhood Education,* Portland, OR, Northwest Regional Educational Laboratory.

CUFFARO, HARRIET K. (1995). *Experimenting with the World,* New York, Teachers College Press, Columbia University.

DECKER, CELIA ANITA et JOHN R. DECKER (1988). *Planning and Administering Early Childhood Programs,* Columbus, Ohio, Merrill Publishing Company.

DE GROOT KIM, SONJA (1994). *Resource Rooms for Children : An Innovative Curricular Tool,* Children's Research Center, University of Illinois.

DELEDALLE, GÉRARD (1965). *La pédagogie de John Dewey,* Paris, Les Éditions du Scarabée.

DELISLE, SUZANNE (1991). « L'option éducative de développement global », *Interaction,* printemps.

DEWEY, JOHN (1971). *The Child and the Curriculum* and *The School and the Society,* Chicago, The University of Chicago Press.

DRUMMOND, MARY JANE (2000). « Comparisons in Early Childhood Years Education : History, Fact and Fiction », *Early Childhood Research and Practice,* vol. 2, n° 1.

DUNN, LORRAINE et SUSAN KONTOS (1997). *Developmentally Appropriate Practice : What Does Research Tell Us ?,* Children's Research Center, University of Illinois.

EARLY CHILDHOOD RESEARCH AND PRACTICE, vol. 2, n° 1, Kansas City, University of Missouri.

EDUCATIONAL RESEARCH FOUNDATION (2000). *The High/Scope Approach : Preschool,* Ypsilanti.

EDWARDS, CAROLYN, LELLA GANDINI et GEORGE FORMAN (1998). *The Hundred Langages of Children. The Reggio Emilia Approach - Advanced Reflections,* 2e édition, Greenwich, Ablex Publishing Corporation.

EPSTEIN, ANNE S. (1998). « Is the High/Scope Educational Approach Compatible with the Revised Head Start Performance Standards ? Yes », *High/Scope ReSource,* printemps-été, vol. 17, n° 2.

EPSTEIN, A.S., L.J. SCHWEINHART et L. MCADOO (1996). *Models of Early Childhood Education,* High/Scope Press, Ypsilanti.

ESSA, EVA et ROSEMARY YOUNG (1994). *Introduction to Early Childhood Education,* Scarborough, Ont., Nelson Canada.

ESSA, EVA L. et PENELOPE ROYCE ROGERS (1992). *An Early Childhood Curriculum. From Developmental Model to Application,* Albany, New York, Delmar Publishers.

EVANS, JUDITH L. (2000a). *Programming in Early Childhood Care and Development,* Consultative Group on Early Childhood Care and Development.

EVANS, JUDITH L. (2000b). *Early Child Development Program Options,* Early Child Development, Conference Abstracts.

FEINBURG, SYLVIA G. et MARY MINDESS (1994). *Eliciting Children's Full Potential. Designing and Evaluating Developmentally Based Programs for Young Children,* Pacific Grove, CA, Brooks/Cole Publishing Company.

FRASER, SUSAN (2000). *Authentic Childhood. Experiencing Reggio Emilia in the Classroom,* Scarborough, Ont., Nelson Canada.

GAGNÉ, MARIE-PATRICIA (1993). *Le kaléidoscope de la qualité. Outil d'évaluation des services de garde en garderie*, Québec, Les Publications du Québec.

GLASSMAN, MICHAEL et KIMBERLEE WHALEY (2000). « Dynamic Aims : The Use of Long-term Project in Early Childhood Classrooms in Light of Dewey's Educational Philosophy », *Early Childhood Research and Practice*, vol. 2, nº 1, Ohio State University.

GOFFIN, STACIE (1994). *Curriculum Models and Early Childhood Education : Appraising the Relationship*, Scarborough, Ont., Prentice-Hall Canada.

GOFFIN, STACIE G. (2000). *The Role of Curriculum Models in Early Childhood Education*, Champaign, Ill., Eric Digest (ED443597), Eric Clearinghouse on Elementary and Early Childhood Education.

GORDON, ANN et KATHRYN WILLIAMS BROWNE (1993). *Beginnings and Beyond. Foundations in Early Childhood Education*, 3e édition, New York, Delmar Publishers.

HANLON, DAVID (2002a). *Te Wariki Early Childhood Curriculum*, Office for Curriculum, Leadership and Learning, Tasmanis Government.

HANLON, DAVID (2002b). *Anti-Bias Curriculum*, Office for Curriculum, Leadership and Learning, Tasmanis Government.

HART, LINDA (2000). « La valse d'un programme d'activités interactif pour groupes d'enfants d'âge varié », *Interaction*, été.

HEAD START HOMEPAGE (2000). « What Is the Head Start/Early Head Start Goal ? ».

HENDRIX, JOANNE (1993). *L'enfant. Une approche globale pour son développement*, Sainte-Foy, Presses de l'Université du Québec.

HENDRIX, JOANNE (1997). *First Steps Towards Teaching the Reggio Way*, Columbus, Ohio, Prentice-Hall.

HIGH/SCOPE EDUCATIONAL RESEARCH FOUNDATION (2000a). *High/Scope Preschool Curriculum*, Ypsilanti <http ://www.highscope.org/EducationalPrograms/ReadingInstitute/readinginstitute.htm>.

HIGH/SCOPE EDUCATIONAL RESEARCH FOUNDATION (2000b). *The High/Scope Early Childhood Education Model Curriculum*, Ypsilanti.

HIGH/SCOPE EDUCATIONAL RESEARCH FOUNDATION (2000c). *About High/Scope*, Ypsilanti.

HIGH/SCOPE EDUCATIONAL RESEARCH FOUNDATION (2000d). *What Is the High/Scope Approach ?*, Ypsilanti.

HIGH/SCOPE EDUCATIONAL RESEARCH FOUNDATION (2000e). *The High/Scope Approach : Preschool*, Ypsilanti.

HIGH/SCOPE EDUCATIONAL RESEARCH FOUNDATION (2000f). *Preschool Child-Initiated Learning Found to Help Prevent Later Problems*, Ypsilanti.

HIGH/SCOPE EDUCATIONAL RESEARCH FOUNDATION (2000g). *High Quality Preschool Program Found to Improve Adult Status*, Ypsilanti.

HOHMANN, MARY, DAVID P. WEIKHART, LOUISE BOURGON et MICHELLE PROULX (2000). *Partager le plaisir d'apprendre. Guide d'intervention éducative au préscolaire*, Boucherville, Gaëtan Morin Éditeur.

HUMAN SERVICES DEPARTMENT MISSION (1998). *Head Start, A Tradition of Excellence*, Phoenix, City of Phoenix.

JUBEL, JEAN-CHARLES (1997). *Favoriser le développement de l'enfant. Psychomotricité et action éducative,* Québec, Les Presses de l'Université Laval.

KATZ, LILLIAN G. (1989). *Engaging Children's Minds : The Project Approach,* Norwood, NJ, Ablex.

KATZ, LILLIAN G. (1992). « Le rôle de l'éducatrice dans le développement social de l'enfant », *Petit à petit,* septembre-octobre.

KATZ, LILLIAN G. (1994). *The Project Approach,* Chidren's Research Center, University of Illinois.

KATZ, LILLIAN G. (1999a). *Another Look at What Young Children Should Be Learning,* Children's Research Center, University of Illinois.

KATZ, LILLIAN G. (1999b). *All about Balls : A Preschool Project,* Children's Research Center, University of Illinois.

KATZ, LILLIAN G. et BERNARD CESARONE (1994). *Reflections on the Reggio Emilia Approach,* Urbana, Ill., Eric Clearinghouse on Elementary Education and Early Childhood Education.

KATZ, LILLIAN G. et SYLVIA C. CHARD (1996). *The Contribution of Documentation to the Quality of Early Childhood Education,* Children's Research Center, University of Illinois.

KOSTELNIK, MARJORIE J., ANNE K. SODERMAN et ALICE PHIPPS WHIREN (1993). *Developmentally Appropriate Programs in Early Childhood Education,* New York, Macmillan.

LALONDE-GRATON, M. (1996). *Une enfance à préserver. Les dangers de la scolarisation précoce,* Saint-Lambert, Concertaction interrégionale des garderies du Québec, juin.

LALONDE-GRATON, MICHELINE (1998). « Programme éducatif des centres de la petite enfance », *Le Bulletin.* Regroupement des centres de la petite enfance de la Montérégie, vol. 19, n° 3.

LALONDE-GRATON, MICHELINE (1999a). « L'éducation à la petite enfance : ses origines, ses influences, son langage », *Le Bulletin.* Regroupement des centres de la petite enfance de la Montérégie, vol. 20, n° 1.

LALONDE-GRATON, MICHELINE (1999b). « Un programme éducatif de qualité », *Le Bulletin.* Regroupement des centres de la petite enfance de la Montérégie, vol. 20, n° 2.

LEGENDRE, RÉNALD (1993). *Dictionnaire actuel de l'éducation,* 2e édition, Montréal, Guérin ; Paris, Eska.

LIGHTFORD, ELIZABETH (1995). « Programme éducatif émergent : suivre l'initiative des enfants dans le processus d'apprentissage réel », *Interaction,* été, Fédération canadienne des services de garde à l'enfance.

MCANINCH, AMY C. (2000). « Continuity and Purpose in the Design of Meaningful Project Work », *Early Childhood Research and Practice,* vol. 2, n° 1, Kansas City, University of Missouri, <http ://ecrp.uiuc.edu/>.

MINISTÈRE DE LA FAMILLE ET DE L'ENFANCE (1997). *Programme éducatif des centres de la petite enfance,* Québec, Les Publications du Québec.

MINISTÈRE DE LA FAMILLE ET DE L'ENFANCE (1998). *Jouer, c'est magique. Programme favorisant le développement global des enfants,* Québec, Les Publications du Québec.

MORRISON, GEORGES (1988). *Early Childhood Education Today*, 4e édition, Columbus, Ohio, Merrill Publishing Company.

NATIONAL ASSOCIATION FOR THE EDUCATION OF YOUNG CHILDREN (1987). *Appropriate Practice in Early Childhood Programs Serving Children from Birth Through Age 8*, Washington, NAYEC.

NATIONAL ASSOCIATION OF CHILD CARE RESOURCE AND REFERAL AGENCIES (2000). *The Bank Street Approach*, Washington.

NATIONS UNIES (1991). *Convention relative aux droits de l'enfant*, Hull, Ministère du Patrimoine canadien.

NEW, REBECCA S. (1993). *Reggio Emilia : Some Lessons for U.S. Educators*, Children's Research Center, University of Illinois.

NEW, REBECCA S. (1999). « What Should Children Learn ? Making Choices and Taking Chances », *Early Childhood Research and Practice*, vol. 1, nº 2.

O'DWYER, T. (1994). *L'importance de l'éducation préscolaire dans l'Union européenne - Un état de la question*, Task Force Ressources humaines, Éducation, Formation et Jeunesse, Bruxelles, <EURYDICE.UEE@euronet.be>.

PELLETIER, DANIÈLE (1998). *L'activité-projet. Le développement global en action*, Mont-Royal, Modulo.

POPE EDWARDS, CAROLYNE et KAY WRIGHT SPRINGATE (1995). *Encouraging Creativity in Early Childhood Classrooms*, Children's Research Center, University of Illinois.

POST, J. et M. HOHMANN (1999). *Tender Care and Early Learning : Supporting Infants and Toddlers in Child Care Settings*, High/Scope Foundation.

RAYNA, SYLVIE, FERRE LAEVERS et MICHEL DELEAU (1996). *L'éducation préscolaire. Quels objectifs pédagogiques ?*, France, INRP, Nathan Pédagogie.

REBOUL, OLIVIER (1981). *La philosophie de l'éducation*, Paris, Presses universitaires de France.

REGROUPEMENT DES CENTRES DE LA PETITE ENFANCE DE LA MONTÉRÉGIE (1998). *Code d'éthique pour les professionnelles de la petite enfance*, Saint-Lambert.

ROOPNARINE, JAIPAUL et JAMES E. JOHNSON (1987). *Approaches to Early Childhood Education*, Columbus, Merrill Publishing Company.

SCHWEINHART, LAWRENCE et DAVID P. WEIKHART (1993a). *Preschool Child-Initiated Learning Found to Help Prevent Later Problems*, High/Scope Educational Research Foundation, Ypsilanti.

SCHWEINHART, LAWRENCE et DAVID P. WEIKHART (1993b). *High Quality Preschool Program Found to Improve Adult Status*, High/Scope Educational Research Foundation, Ypsilanti.

SCHWEIHART, LAWRENCE. J. et DAVID P. WEIKART (1998). « Why Curriculum Matters in Childhood Education », *Educational Leadership*, Association for Supervision and Curriculum Development.

SCHWEIHART, LAWRENCE. J. (2000). *Elements of Quality Early Childhood Programs in Developing Countries*, High/Scope Educational Research Foundation.

SPANG ROSSER, CAROLINE (1993). *Planning Activities for Child Care*, South Holland, Ill., The Goodheart-Willcox Company.

SPODEK, BERNARD, OLIVIA N. SARACHO et MICHAEL D. DAVIS (1991). *Foundations of Early Childhood Education*, 2e édition, Englewood Cliffs, NJ, Prentice-Hall.

SPODEK, BERNARD et OLIVIA N. SARACHO (1991). *Issues in Early Childhood Education,* New York, Teachers College Press, Columbia University.

STOCKSTILL, DANIEL B. (2000). *Resources in Teaching. Introduction to Multiple Intelligence Theory,* Multiple Intelligence Homepage, Université de Toronto.

TAYLOR, LYNN (2000). *Changing the Lives of Children and Families Through Landmark Preschool Education Studies,* High/Scope Educational Research Foundation.

THE CONSULTATIVE GROUP ON EARLY CHILDHOOD CARE AND DEVELOPMENT (2000). *The High/Scope Early Childhood Education Model Curriculum,* Washington, D.C.

THIBAULT, MICHELLE (1990). « Le programme d'activités : source d'identité », *Petit à Petit,* vol. 8, nº 5, janvier, Office des services de garde à l'enfance.

UNIVERSITY OF KANSAS (2000). *High/Scope Educational Approach,* Kansas.

U.S. DEPARTMENT OF HEALTH AND HUMAN SERVICES, ADMINISTRATION FOR CHILDREN AND FAMILIES (2000). *Head Start,* ACF Press Room.

VAN THAM, STANISLAS (1989). *Introduction à la pédagogie préscolaire,* Chicoutimi, Éditions Lafleur.

WEIKHART, DAVID P. et LAWRENCE SCHWEINHART (1992). « The High/Scope Cognitively Oriented Curriculum in Early Childhood Education », dans Gary A. Woodhill *et al., International Handbook of Early Childhood Education,* New York, Garland Publishing.

WEIKHART, DAVID P. (2000). *Impact of Early Education on School Performance and Productivity,* High/Scope Educational Research Foundation.

WEIN, CAROL ANN (1995). *Developmentally Appropriate Practice in « Real Life »,* New York, Teachers College Press, Columbia University.

WOOD ILL, GARY A. *et al.* (1992). *International Handbook of Early Childhood Education,* New York, Garland Publishing.

WYLIE, SALLY et MURIEL AXFORD (2000). « Si les enfants sont différents, pourquoi offrir les mêmes programmes ? », *Interaction,* été, Fédération canadienne des services de garde à l'enfance.